Cornelia Frenzel

Frühgeborene: Der Familienalltag nach der Krankenhausentlassung
Eine qualitative Studie zum Alltagserleben der Eltern

Diplomica® Verlag GmbH

Frenzel, Cornelia: Frühgeborene: Der Familienalltag nach der Krankenhausentlassung.
Eine qualitative Studie zum Alltagserleben der Eltern,
Hamburg, Diplomica Verlag GmbH 2009

ISBN: 978-3-8366-7632-8
Druck: Diplomica® Verlag GmbH, Hamburg, 2009
Covermotiv: © vlad - Fotolia.com
Umschlaggestaltung: Diplomica Verlag

Bibliografische Information der Deutschen Bibliothek
Die Deutsche Bibliothek verzeichnet diese Publikation in der Deutschen
Nationalbibliografie;
detaillierte bibliografische Daten sind im Internet über
<http://dnb.ddb.de> abrufbar.

Die digitale Ausgabe (eBook-Ausgabe) dieses Titels trägt die ISBN 978-3-8366-2632-3
und kann über den Handel oder den Verlag bezogen werden.

Dieses Werk ist urheberrechtlich geschützt. Die dadurch begründeten Rechte,
insbesondere die der Übersetzung, des Nachdrucks, des Vortrags, der Entnahme von
Abbildungen und Tabellen, der Funksendung, der Mikroverfilmung oder der
Vervielfältigung auf anderen Wegen und der Speicherung in Datenverarbeitungsanlagen,
bleiben, auch bei nur auszugsweiser Verwertung, vorbehalten. Eine Vervielfältigung
dieses Werkes oder von Teilen dieses Werkes ist auch im Einzelfall nur in den Grenzen
der gesetzlichen Bestimmungen des Urheberrechtsgesetzes der Bundesrepublik
Deutschland in der jeweils geltenden Fassung zulässig. Sie ist grundsätzlich
vergütungspflichtig. Zuwiderhandlungen unterliegen den Strafbestimmungen des
Urheberrechtes.

Die Wiedergabe von Gebrauchsnamen, Handelsnamen, Warenbezeichnungen usw. in
diesem Werk berechtigt auch ohne besondere Kennzeichnung nicht zu der Annahme,
dass solche Namen im Sinne der Warenzeichen- und Markenschutz-Gesetzgebung als frei
zu betrachten wären und daher von jedermann benutzt werden dürften.

Die Informationen in diesem Werk wurden mit Sorgfalt erarbeitet. Dennoch können
Fehler nicht vollständig ausgeschlossen werden, und der Diplomica Verlag, die Autoren
oder Übersetzer übernehmen keine juristische Verantwortung oder irgendeine Haftung
für evtl. verbliebene fehlerhafte Angaben und deren Folgen.

© Diplomica Verlag GmbH
http://www.diplomica-verlag.de, Hamburg 2009
Printed in Germany

Zusammenfassung

Vor dem Hintergrund aktueller gesellschaftlicher Probleme um Kindesvernachlässigung und Misshandlung, die aus körperlicher und emotionaler Überforderung betroffener Eltern resultieren können, soll die vorliegende Studie Einblicke in den Familienalltag von Eltern mit Frühgeborenen liefern und dabei einen Bezug zu unterstützenden Konzepten der Integrierten Versorgung herstellen.

Da im Bereich der pädiatrischen Pflege nur wenige wissenschaftliche Erhebungen zum Erleben von Eltern mit gesundheitlich beeinträchtigten Kindern existieren, soll diese Studie mit einer offenen statt standardisierten Herangehensweise die Gesamtsituation der betroffenen Familien kurz nach der Entlassung aus einem Perinatalzentrum darstellen und den Eltern somit ermöglichen, den Handlungsbedarf aufgrund des Erlebens zahlreicher Belastungen aufzuzeigen und eine individuelle Gewichtung zu geben.

Das Ziel dieser empirischen Untersuchung bestand in der deskriptiven Darstellung belastender und förderlicher Faktoren nach der Überleitung aus der stationären High-Tech-Versorgung einer Universitätskinderklinik ins häusliche Umfeld. Die leitende Forschungsfrage bezieht sich daher auf das individuelle Erleben von Eltern Frühgeborener nach der Entlassung aus dem Krankenhaus im Hinblick auf förderliche oder belastende Faktoren für die häusliche Versorgung ihrer Kinder.

Die Durchführung der Studie entspricht einem qualitativen Forschungsdesign. Dabei wurde viel Wert auf die Einhaltung qualitativer Gütekriterien gelegt, wie unter anderem das regel- und theoriegeleitete Vorgehen, die Nähe zum Gegenstand und eine nachvollziehbare Dokumentation der einzelnen Schritte.

Unter Berücksichtigung ethischer Richtlinien basieren die Ergebnisse der Datenanalyse auf zehn digital aufgezeichneten Interviews, die mittels der inhaltlich-strukturierten, qualitativen Inhaltsanalyse systematisch ausgewertet wurden.

Schließlich konnten die Erfahrungen und das Erleben der Eltern zur häuslichen Versorgung ihrer Frühchen nach der Krankenhausentlassung auf einer physischen, emotionalen, sozialen und organisatorischen Ebene formuliert werden. Innerhalb dieser vier Ebenen liegt der Schwerpunkt der elterlichen Belastungen allerdings auf emotionaler Ebene, was besonders stark in dem ´Gefühl, alleingelassen zu sein` zum Ausdruck kommt. Aus der Datenauswertung gehen jedoch auch widersprüchliche Angaben hervor, die zu reflektieren sind. Während beispielsweise einige Eltern bestimmte Aspekte belastend empfinden, erleben andere Eltern diese Aspekte unter bestimmten Bedingungen als förderlich, was auf Schnittstellen und fehlende Ansprechpartner hinweisen kann.

Die Ergebnisse dieser Studie beziehen sich auf die Notwendigkeit einer Integrierten Versorgung. Diesbezüglich werden die Konzepte des Entlassungsmanagements, der gezielten Pflege-Überleitung und der individuellen Nachsorge vorgestellt, die jeweils übergreifend zu betrachten sind und an den aktuellen Unterstützungsbedarf der Familien angepasst werden sollten. Um diversen Schnittstellen bei der Vernetzung der stationären und häuslichen Versorgung vorzubeugen, wird diesbezüglich der Case Management - Ansatz unter Berücksichtigung einer familienorientierten Perspektive empfohlen.

Vor dem Hintergrund des anhaltenden Gesellschaftswandel innerhalb der Bevölkerungs- und Familienentwicklung sollten weitere Forschungen hinsichtlich der Implementierung und Evaluation bereits bestehender oder neuer Konzepte zur Unterstützung belasteter Eltern durchgeführt werden und damit weitere Diskussionen im Bereich der pädiatrischen Pflegeforschung und Gesundheitspolitik anregen.

Abkürzungsverzeichnis

AGA	(appcopriate for gestational age) normales Geburtsgewicht entsprechend der Schwangerschaftswoche
ANF	Augsburger Nachsorgeforschung
BAG	Bundesarbeitsgericht
BMG	Bundesministerium für Gesundheit
bzgl.	bezüglich
bzw.	beziehungsweise
CM	Case Management
ELBW	(extremly low birth weight) extrem niedriges Geburtsgewicht von < 1000g
EPD	Externer Pflegedienst
evtl.	eventuell
g	Gramm
GKV	Gesetzliche Krankenversicherung
ICF	(international classification of functioning) Internationale Klassifikation der Funktionsfähigkeit, Behinderung und Gesundheit
SGA	(small for gestational age) zu niedriges Geburtsgewicht entsprechend der Schwangerschaftswoche
SGB	Sozialgesetzbuch
SSW	Schwangerschaftswoche
u.a.	unter anderem
u.g.	unterhalb genannt
Vgl.	Vergleiche
VLBW	(very low birth weight) sehr niedriges Geburtsgewicht von < 1500g
WHO	World Health Organization
z.T.	zum Teil

Abbildungsverzeichnis

Abbildung 1: Eigene zusammenfassende Darstellung von Problemen Frühgeborener 4

Abbildung 2: Darstellung des Diagramms der Theorie des systemischen Gleichgewichtes nach Friedemann 9

Abbildung 3: Eigene Darstellung integrativer Versorgungskonzepte 13

Abbildung 4: Entstehung des Interviewleitfadens 25

Abbildung 5: Eigene Darstellung der Themenmatrix mit zugeordneten Kategorien, abgeleitet nach Friedemann 29

Abbildung 6: Darstellung der Merkmale der Stichprobe 30

Abbildung 7: Auszug aus einer der 10 Einzelfallanalysen 31

Abbildung 8: Darstellung der Zusammenführung aller Einzelfallanalysen 33

Abbildung 9: Darstellung der induktiven Kodierung 35

Abbildung 10: Bildung der Hauptkategorien 36

Abbildung 11: Tabellarische Darstellung exemplarisch benannter Ergebnisse ... 45

Abbildung 12: Modell eines Nachsorgezentrums 57

Inhaltsverzeichnis

Einleitung 1

1 Theoretische Überlegungen in Bezug auf Entlassung und Überleitung von Frühgeborenen in die häusliche Versorgung 7
    1.1 Perspektive der Familienorientierten Pflege 7
    1.2 Konzepte der Vernetzung der stationären und häuslichen Versorgung 10
        1.2.1 Entlassungsmanagement 10
        1.2.2 Pflege-Überleitung 11
        1.2.3 Nachsorge 13

2 Forschungsdesign 16
    2.1 Literaturrecherche 16
        2.1.1 Systematisches Vorgehen 16
        2.1.2 Ergebnisse der Recherche und Schlussfolgerungen 18
    2.2 Feldzugang 20
    2.3 Stichprobe 21
    2.4 Ethik und Datenschutz 21
    2.5 Methodisches Vorgehen 22
        2.5.1 Auswahl des Studiendesigns 22
        2.5.2 Entwicklung des Interviewleitfadens 23
        2.5.3 Datenerhebung 25
        2.5.4 Datenauswertung 27
        2.5.5 Gütekriterien 37

3 Ergebnisse 39
    3.1 Belastende Aspekte 39
    3.2 Unterstützende Faktoren 42
    3.3 Zusammenfassung der Ergebnisse 45

4 Diskussion der Ergebnisse **47**
    4.1 Schlussfolgerungen zu den Einzelfallanalysen 47
    4.2 Schlussfolgerungen der generalisierten Analyse 51
    4.3 Zusammenfassung der Diskussion 55
    4.4 Reflexion der Methodik 58

5 Resümee und Ausblick **63**

Literaturverzeichnis **65**

Glossar **74**

Anhang **75**

Einleitung

Die Pflege im Bereich Pädiatrie ist relativ wenig erforscht. Fokus der wenigen wissenschaftlichen Arbeiten im Bereich Neonatologie stellt meist die somatische Perspektive der Frühgeborenen bzw. psychologische Aspekte des Phänomens der Frühgeburt und dem daraus resultierenden mütterlichen Erleben in den Vordergrund. Studien zum Lebensalltag mit einem zu früh geborenen Kind und dessen multifaktorelle Auswirkungen sind kaum zu finden, wie die Literaturrecherche dieser Studie ergab. Allgemeiner formuliert ist die „Häusliche Kinderkrankenpflege" noch weniger praktisch erforscht und theoretisch reflektiert als die Kinderkrankenpflege selbst (Beier, 2003). Die Notwendigkeit von klinischer Nachsorge und individueller Betreuung dieser Patientenklientel wird hauptsächlich unter gesundheitspolitischen Aspekten sowie der allgemeinen Kostenreduzierung diskutiert. Ansätze und Modelle der Nachsorge, die im deutschsprachigen Raum zunehmend implementiert werden, wie z.B. das Augsburger Nachsorgemodell „Bunter Kreis", werden im Hinblick auf ihre Effektivität und Effizienz mehrfach evaluiert, wie die zahlreichen Studien der Augsburger Nachsorgeforschung belegen.[1] Dabei werden allerdings standardisierte Verfahren zur Datenerhebung bevorzugt, was dazu führt, dass oft ein verzerrtes, unvollständiges Bild der Problemsituation entsteht (Bruns-Neumann, 2006).

Daher befasst sich diese Untersuchung mit der Perspektive des elterlichen Erlebens mit förderlichen und belastenden Aspekten der häuslichen Versorgung ihrer Frühgeborenen. Die Betroffenen erhalten damit die Möglichkeit, ihren Problemen eine eigene Gewichtung zu verleihen und ihren Unterstützungsbedarf selbst aufzuzeigen.

Einem systematischen Aufbau entsprechend gliedert sich die vorliegende Studie in mehrere Kapitel. Anfangs wird die hohe Relevanz des gewählten Themas aufgezeigt sowie die konkrete Fragestellung und Zielsetzung innerhalb der Studie formuliert. Im Folgenden wird der theoretische Bezugsrahmen dargestellt, der Einfluss auf die Ergebnisdiskussion hat. Kernelement dieser Untersuchung ist schließlich das ausführlich beschriebene Forschungsdesign. Abschließend werden

---

[1] http://www.beta-institut.de/fue_pn_nachsorgeforschung.php

die Ergebnisse der Datenanalyse anhand wissenschaftlicher Aussagen in Bezug zum theoretischen Hintergrund gesetzt. Als Fazit sollen die Erkenntnisse aus der vorliegenden Studie Ausblick auf weitere Forschungsansätze bieten.

Wie das Statistische Bundesamt Wiesbaden mitteilt, wurde 1997 die Zahl von 50051 Lebendgeborenen mit einem Geburtsgewicht unter 2500g verzeichnet, was einem Prozentsatz von 6,2 % entspricht. Im Jahre 2006 entsprach die Zahl der 45818 Lebendgeborenen bereits einem Prozentsatz von 6,8 %.[2] Trotz der generell gesunkenen Geburtenziffer bedeutet die prozentuale Erhöhung der Zahl Neugeborener mit einem Körpergewicht unter 2500g einerseits eine gesunkene Mortalitätsrate ungeborenen Lebens, was auf den technologischen Fortschritt, professionelle Pränatalpflege und der medizinischen Forschung in den letzten 10 Jahren zurückgeführt werden kann. Andererseits verweist diese Erhöhung auf einen vermehrten Bedarf an Nachsorge und Betreuung dieser Frühgeborenen und ihrer Familien. Nicht zu unterschätzen sind ebenfalls die erhöhte Morbidität und Mortalität von Frühgeborenen bis zum ersten Lebensjahr. Statistiken zufolge sind im Jahre 2006 in Deutschland 841 Säuglinge nach dem 28. Lebenstag bis einschließlich des 12. Lebensmonats gestorben, während davon allein 257 verstorbene Säuglinge mit einem Geburtsgewicht von weniger als 2500g in diesem Lebensabschnitt registriert wurden.[3]

Als Frühgeborenes werden jene Kinder bezeichnet, die vor der vollendeten 36. SSW geboren wurden.[4] Laut Bundesarbeitsgericht (BAG) existiert aber keine einheitliche Definition. Frühgeborene werden entsprechend ihrem Reifestadium und ihrem Geburtsgewicht divers klassifiziert.[5] Die Weltgesundheitsorganisation (WHO) definiert Frühgeborene als Kinder, die bereits nach der 24. SSW geboren wurden, mehr als 500g wiegen und Lebenszeichen, wie Herzschlag, Atmung oder Nabelschnurpulsation zeigen. Allerdings werden die Frühchen entsprechend ihren Entwicklungsstadien in verschiedene Gruppen aufgeteilt:

---

[2] Statistisches Bundesamt (2007): Fachserientabelle 3.10. und 3.10.1 (unveröffentlicht)
[3] Statistisches Bundesamt (2007): Fachserientabelle 5.16 und 4.3 (unveröffentlicht)
[4] Vgl. http://www.gesundheit.de/roche/index.html?c=http://www.gesundheit.de/roche/ro10000/r12313.000.html
[5] BAG-Urteil vom 12. März 1997 (5 AZR 329/96)

- ein Kind, dessen Geburtsgewicht in der 37. SSW dem normalen Gewicht entspricht (AGA)
- ein Kind mit einem zu niedrigen Geburtsgewicht entsprechend der jeweiligen SSW (SGA)
- ein Frühgeborenes mit einem Geburtsgewicht unter 1500 g (VLBW)
- ein Frühchen mit einem Geburtsgewicht unter 1000 g (ELBW)[6]

Kinder, insbesondere Frühgeborene, unterstehen unserem besonderen Schutz entsprechend ethischer Richtlinien und den Aspekten der Heidelberger Charta.[7] Aufgrund der Zunahme technischer Möglichkeiten gibt es immer mehr Frühgeborene, die schon in einem sehr frühen Gestationsalter geboren werden und mit technischer Hilfe und spezieller, individueller Betreuung und sorgfältiger Pflege überleben können. Dennoch haben einige Kinder und deren Eltern aufgrund chronischer Folgeerkrankungen, Verhaltensauffälligkeiten und Entwicklungsverzögerungen einen stark erhöhten Nachsorgebedarf, der das normale Maß übersteigt und unbedingt aufzuzeigen ist.

In folgender Übersicht sind die häufigsten Probleme frühgeborener Kinder zum besseren Verständnis der Gesamtproblematik zusammenfassend aufgeführt.

---

[6] Vgl. http://www.unsere-fruehchen.de
[7] Vgl. http://www.isppm.de/charta_de.html

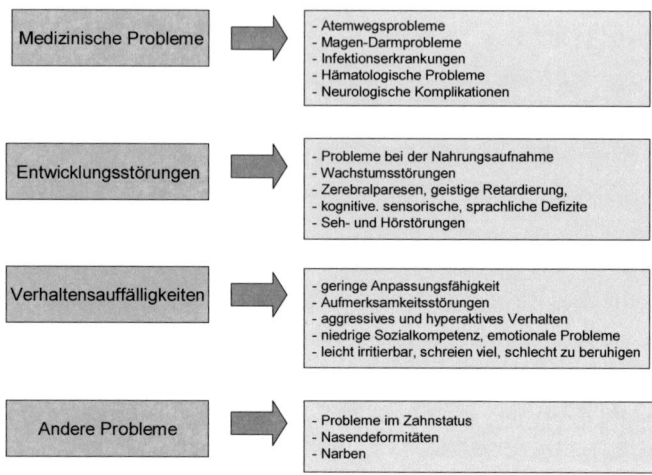

Abbildung 1: Eigene zusammenfassende Darstellung von Problemen Frühgeborener[8]

Mit einer Frühgeburt ändert sich das Leben der betroffenen Familien oft schlagartig. Nicht nur der kleine Patient, auch deren Eltern und Geschwisterkinder sind erheblichen seelischen, sozialen und häufig auch finanziellen Belastungen ausgesetzt, u.a. verursacht durch aufwändige Pflege, viele Fahrten und Termine, folgenschwere Therapieentscheidungen, monatelange Krankenhausaufenthalte und die unbestimmte Zukunft. Eine besondere Herausforderung für Patient und Familie ist die Zeit nach der Entlassung. Der Übergang von der High-Tech-Versorgung der Klinik ins häusliche Umfeld sollte daher gut geplant und vorbereitet werden.[9]
Daher liegt die Vermutung sehr nahe, dass Überlastungen der Eltern aufgrund zu hoher und auch langfristiger Anforderungen durch die Pflege des Kindes, zahlreicher Termine und schlafloser Nächte das Risiko für Kindesmisshandlungen oder massive Vernachlässigungen erhöhen können (Amato-Bowden, 1997).
Die zunehmende Vernachlässigung von Kindern betrifft allerdings nicht nur sozial schwache Familien. Es wird häufig auch eine Wohlstandsvernachlässigung beobachtet, die auf mangelnde Aufmerksamkeit der Eltern zurückgeführt werden kann (Jorch, 2008).

---

[8] Vgl. Bakewell-Sachs, Gennaro, 2004; McCourt, Griffin, 2000; Ritchie, 2002
[9] Vgl. http://www.bunter-kreis.de/index.php?id=2

Diesbezüglich sollen die Ergebnisse dieser Studie Belastungsfaktoren speziell von Eltern Frühgeborener aufdecken, um bestehende Konzepte einzuführen oder neue Ideen zu entwickeln und zu diskutieren. Die klinische Nachsorge bzw. eine strukturierte Pflege-Überleitung für alle Bevölkerungsschichten wird daher immer wichtiger, um einerseits die hohe Belastung durch zusätzliche stationäre Krankenhausaufnahmen aufgrund von Folgeerkrankungen der Frühgeborenen (vgl. Doyle; Ford; Davis, 2003) zu minimieren, andererseits das physische und psychische Wohlbefinden der kleinen Patienten und deren Angehörigen durch bessere nachstationäre Betreuung zu erhöhen und damit frühzeitig Überlastungssituationen vorzubeugen.

Die benannten Aspekte des vorangegangenen Kapitels gaben Anlass, im Rahmen dieser Untersuchung Belastungsfaktoren für Familien zu früh geborener Kinder aufzuzeigen, die sich aus den Problemen im Lebensalltag der betroffenen Familien ergeben. Die vorliegende Studie verfolgt dabei zwei wesentliche Ziele.

- Erstens sollen wesentliche Belastungsfaktoren und deren Folgen ermittelt werden, die die Familie von Frühgeborenen und deren Alltagsmanagement nach der Krankenhausentlassung beeinflussen.

- Zweitens sollen unterstützende Faktoren für die häusliche Versorgung nach Krankenhausentlassung dargestellt werden, die aus Sicht der Eltern eine ganzheitliche, entwicklungsfördernde Pflege durch die Eltern verbessern, um dem Frühgeborenen die bestmögliche Weiterentwicklung zu ermöglichen.

Anhand der ermittelten Aspekte können dann Rückschlüsse auf eine Verbesserung des Entlassungsmanagements gezogen und die Notwendigkeit der Vernetzung der stationären und häuslichen Versorgung von Frühgeborenen aufgezeigt werden.
Die methodische Vorgehensweise richtet sich somit kontinuierlich an folgende Forschungsfrage, die mit den zugehörigen Unterfragen noch konkretisiert wird:

Wie erleben Eltern Frühgeborener ihren Familienalltag nach der Krankenhausentlassung?

- Welche Aspekte der Krankenhausentlassung erleben Eltern von Frühgeborenen rückblickend als belastend bzw. unterstützend und fördernd in der Vorbereitung auf die häusliche Pflege im Alltag?
- Welche Aspekte des Alltags mit dem Frühgeborenen erleben die Eltern nach der Krankenhausentlassung selbst als belastend bzw. förderlich für den Familienalltag?

Besonders hervorzuheben ist dabei die Perspektive der förderlichen Faktoren, da damit die salutogenetische Perspektive in Erfahrung bringt, was die betroffenen Eltern in besonders belastenden Situationen trotzdem gesund halten kann und somit die Lebensqualität erhöht (Bruns-Neumann, 2006).

Im folgenden Kapitel soll nun die Problematik vor dem Hintergrund bestehender und vielfach diskutierter Konzepte der Pflegepraxis im Sinne einer Integrierten Versorgung dargestellt werden.

1 Theoretische Überlegungen in Bezug auf Entlassung und Überleitung von Frühgeborenen in die häusliche Versorgung

Das aus dieser Untersuchung hervorgehende Hintergrundwissen hinsichtlich der enormen Belastungen der Eltern, der zahlreichen Probleme der Frühgeborenen und der daraus resultierenden Folgen für die gesamte Familiensituation soll die Perspektive der Gesellschaft, der behandelnden Ärzte und des Pflegepersonals erweitern in Bezug auf die schwierige Situation und die umfassenden Anforderungen, die an diese Klientel gestellt werden. Daher werden im Folgenden weitere zentrale Begriffe dieser wissenschaftlichen Erhebung näher erläutert, um diese Perspektive in einen gesundheitspolitischen Gesamtkontext stellen zu können.

1.1 Perspektive der Familienorientierten Pflege

Die Angehörigen eines Patienten werden heutzutage u.a. aus Gründen der Effektivität und Effizienz therapeutischer Behandlungen oft in die Pflege und Versorgung von Patienten einbezogen. Da dies auch einen Einfluss auf deren Lebensalltag darstellt, ist es nahe liegend, dass die erforderlichen Maßnahmen in den Alltag der gesamten Familie integriert werden. Dabei sollen die Ressourcen der Familie und ihre besonderen Belastungen berücksichtigt werden. Der Fokus therapeutischer und pflegerischer Maßnahmen sollte daher nicht auf die Defizite eines Patienten reduziert sein, sondern eine ganzheitliche, familienorientierte Perspektive besitzen. Da der Schwerpunkt dieser Studie ebenfalls die ganzheitliche Familienorientierung fokussiert, sei an dieser Stelle die Theorie des systemischen Gleichgewichtes nach Friedemann erwähnt, die seit ihrer Entwicklung im Jahre 1996 vielfach diskutiert und in der Familienorientierten Pflege angewendet wird.
Dabei wird die Gesundheit einer Familie anhand festgelegter Kriterien durch die Familienmitglieder selbst beurteilt. Diese subjektive Einschätzung ist maßgebender als die Einschätzung durch Außenstehende und erhöht die Akzeptanz gegenüber familienorientierten Interventionen. Der systemische Ansatz bietet außerdem die Möglichkeit, unterschiedliche Ebenen innerhalb und außerhalb des Familiensystems zu entdecken und dabei Probleme und Ressourcen, aber auch

Stärken und Schwächen aufzudecken. Familiengesundheit wird nach der Theorie des systemischen Gleichgewichtes als das Empfinden von Kongruenz, d.h. einer Art Harmonie im Innern und mit der Umwelt, definiert. Die Theorie bietet dabei die Möglichkeit, Familiensysteme zu analysieren und darauf basierend pflegerisches Handeln zu erweitern (Köhlen; Friedemann, 2006).

In Bezugnahme auf das o.g. Konzept nach Friedemann boten sich als Zielgruppe für diese Erhebung Eltern zu früh geborener Kinder geradezu an.

Die Eltern von Frühgeborenen sind meist unvorbereitet mit der Frühgeburt und den möglichen Folgen für Mutter und Kind konfrontiert worden. Daher sind sie in der Regel damit überfordert, sich Unterstützung zu holen, um ihr Kind nach der Krankenhausentlassung problemlos versorgen zu können.

Sie benötigen gezielte Informationen, Beratung und Anleitung im Sinne eines systematischen Betreuungsnetzes, um Belastungsfaktoren aus familien-systemischer Sicht reduzieren zu können. Nach Friedemann hat die familien-bezogene Nachsorge zum Ziel, medizinischen Behandlungserfolg zu sichern, weitere Krankenhausaufnahmen zu vermeiden, eine optimale Entwicklung des Kindes, die Förderung der Eltern-Kind-Beziehung sowie die Lebenszufriedenheit der gesamten Familie zu erhöhen (Porz; Podeswik; Erhardt, 2005).

Familienorientierung bezieht sich in der Kinderkrankenpflege demzufolge auf die Angehörigenorientierung, da diese im unmittelbaren Kontext zum Patienten stehen. Die Eltern der Frühgeborenen sind gewissermaßen das Medium, über welches die Patientenorientierung realisiert werden muss (Beier, 2003).

Doch auch in der Kinderkrankenpflege werden die Eltern oft als Störfaktor denn als Ressource wahrgenommen. Die Angehörigenarbeit soll nach Schaeffer jedoch verstanden werden als Anleitung zur Betreuung und Pflege, als Unterstützung bei Überlastungserscheinungen oder auch bei der Verarbeitung der zahlreichen Veränderungen im Leben der Angehörigen (Schaeffer, 2000).

Nach Köhlen wird eine Familie als gesund bezeichnet, wenn sie sich im Einklang mit sich und ihrer Umwelt befindet. Angst kann ein Auslöser von Unzufriedenheit und Krankheit sein (Köhlen, 2003). Friedemann beschreibt in ihrem Modell der Theorie des systemischen Gleichgewichtes die Gesundheit und Harmonie einer Familie mit dem Ausdruck der Kongruenz als Zentrum des Geschehens. Kongruenz ist dabei ein dynamischer Prozess, der immer wieder an veränderte Situationen angepasst werden muss, um die Familiensituation in Balance zu halten. Die von Friedemann beschriebene Prozessdimension der Systemänderung beinhaltet demnach eine Änderung von Familienwerten aufgrund äußerer und innerer Einflüsse. Die Prozessdimension Systemerhaltung umfasst alle Handlungen und Strategien, die das Familienleben dauerhaft organisieren. Während die Dimension der Kohärenz die Zusammengehörigkeit und emotionale Bindungen zwischen den Familienmitgliedern beschreibt, entspricht die Dimension der Individuation der individuellen Entwicklung und Selbstfindung (Köhlen, 2003). Nach Friedemann muss in allen Prozessdimensionen gehandelt werden, um die Prozessziele Stabilität, Regulation und Kontrolle, Wachstum und Spiritualität im Sinne eines gesunden Familiensystems zu erreichen.

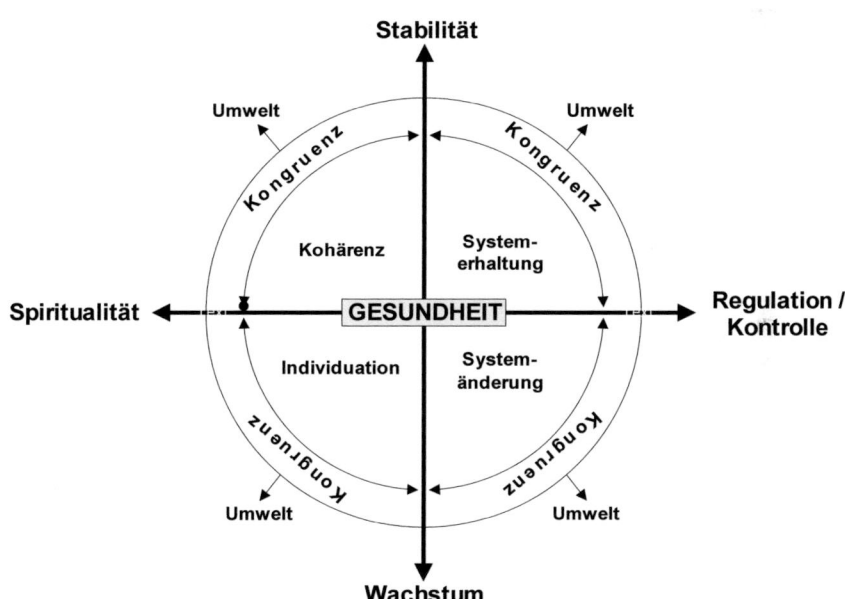

Abbildung 2: Darstellung des Diagramms der Theorie des systemischen Gleichgewichtes nach Friedemann (Friedemann; Köhlen, 2003)

1.2 Konzepte der Vernetzung der stationären und häuslichen Versorgung

Veränderungen der Bevölkerungsstrukturen und der Wandel von individuellen Bedürfnissen mit dem daraus angepassten Unterstützungsbedarf hat vielfache Diskussionen in Politik und Gesellschaft initiiert, welche bereits zu zahlreichen Veränderungen im Gesundheitssystem führten.

Die GKV-Gesundheitsreform 2000 verfolgte das Ziel, die Qualität und Wirtschaftlichkeit des Gesundheitssystems im Sinne einer sektorenübergreifenden Versorgung nachhaltig zu verbessern. Demzufolge soll eine Integrierte Versorgung ermöglichen, dass die Leistungen verschiedener Gesundheitssektoren ineinandergreifen, um die Behandlungs- und Betreuungskontinuität sicherzustellen und einer Unter-, Über- oder Fehlversorgung entgegenzuwirken (Wiedemann, 2004). Doch leider stehen die Integrierte Versorgung und das Entlassungsmanagement innerhalb der Pädiatrie in Deutschland immer noch am Anfang (Jorch, 2008).

Nach Wingenfeld lassen sich auch in anderen Ländern keine einheitlichen Begriffsdefinitionen finden, so dass unter dem Begriff Entlassungsmanagement oft auch Entlassungsplanung und Vorbereitung, Überleitungsmanagement, Beratungspflege, Überleitungspflege, Übergangsversorgung und andere Bezeichnungen verwendet werden, während sich auf internationaler Ebene der Begriff „Discharge planning" durchgesetzt hat (Wingenfeld, 2005).

Da die folgenden Konzepte in der Literatur auch verschiedene Intensitäts- und Organisationsstufen innerhalb der Integrierten Versorgung beschreiben (Schönlau et al., 2005; Deutsches Institut für angewandte Pflegeforschung, 2005; Wingenfeld, 2005), soll hier ansatzweise die Übertragung dieser Konzepte auf die Probleme von Frühgeborenen und deren Eltern dargestellt werden.

1.2.1 Entlassungsmanagement

Da eine Frühgeburt oft mit einer akuten Notfallversorgung für Mutter und Kind verbunden ist, werden auch meist existentielle Ängste seitens der Eltern hervorgerufen. Während des stationären Aufenthaltes bekommen die Eltern dann zusätzlich neue Komplikationen oder Gefährdungen hinsichtlich der Gesundheit und Entwicklung ihres Kindes mitgeteilt und müssen sich an den Anblick des zarten und schwachen Körpers erst gewöhnen, um langsam eine Beziehung zu ihrem

Kind aufbauen zu können. Die hohen emotionalen Belastungen wirken dabei oft hinderlich, so dass das Pflegepersonal mit viel Einfühlungsvermögen und Zuspruch die Eltern zur Versorgung ihrer Kinder motivieren, anleiten und beraten muss. Die Verantwortung für die Kinder obliegt somit den Ärzten, dem Pflegepersonal und der Intensivmedizin. So ist es nicht verwunderlich, dass die Eltern sich nach der Entlassung oft alleingelassen fühlen und Angst haben vor der großen Verantwortung, das ursprünglich akut gefährdete Kind allein versorgen zu müssen. Daher sollten die Entlassungsvorbereitungen und die Integration der Eltern in die Versorgung bereits mit der Aufnahme des Kindes beginnen, um einen angenehmen und gut vorbereiteten Übergang in die häusliche Versorgung zu ermöglich.

Innerhalb allgemeiner Handlungsorientierungen des Entlassungsmanagements beschreibt Wingenfeld den Grundsatz: „Entlassungsmanagement beginnt mit der Aufnahme des Patienten" als zentrale Handlungsmaxime weltweit. Zu den Kernelementen des Entlassungsmanagements zählt er die Risikoeinschätzung mittels initialem Screening, einem umfassenden Assessment, welches gezielt auf den Bedarf und die Ressourcen ausgerichtet ist, und schließlich die Information, Beratung und Edukation von Patienten und Angehörigen (Wingenfeld, 2005).

Der nationale Expertenstandard „Entlassungsmanagement in der Pflege" gibt den Rahmen für eine sorgfältig geplante Entlassung vor und verdeutlicht, dass dieser Begriff die Zusammenarbeit unterschiedlichster Disziplinen meint. Unter anderem verlangt er, dass bis 48 Stunden nach Entlassung und über einen Zeitraum von zwei Wochen die Umsetzung der Maßnahmen persönlich oder telefonisch evaluiert werden sollen (DNQP, 2002), um bei einem erhöhten Unterstützungs-bedarf gegebenenfalls weitere Maßnahmen im Sinne einer gezielten Pflege-Überleitung einzuleiten.

1.2.2 Pflege-Überleitung

Die Pflege-Überleitung ist hier als Bindeglied zwischen einem guten Entlassungsmanagement und der Pflegenachsorge zu verstehen. Da diese drei Konzepte aber nicht getrennt voneinander betrachtet werden dürfen, ist eine begriffliche Differenzierung schwierig.

Entsprechend dem Expertenstandard Entlassungsmanagement in der Pflege dient die Entlassungsplanung der Kommunikation und Koordination zwischen den an der Versorgung Beteiligten, klärt Zuständigkeiten und Verantwortlichkeiten im Prozess und organisiert die nachstationäre Versorgung. Diese allgemeinen Aufgabenbereiche lassen sich wiederum in direkt patientenbezogene und indirekte Tätigkeiten unterscheiden. Nach dem Expertenstandard wird aber auch der Versorgungs- und Unterstützungsbedarf von Patienten unterschieden. Der Unterstützungsbedarf erfasst über den allgemeinen Versorgungsbedarf hinaus die individuelle Perspektive des Patienten, indem an der Lebenssituation, den Ressourcen und dem sozialen Umfeld angesetzt wird, um krankheitsbedingte Selbstpflege- und Versorgungsdefizite ausgleichen zu können.

Der Unterstützungsbedarf für Frühgeborene bezieht sich demzufolge auf die Eltern-Kind-Beziehung, die soziale Unterstützung und die Möglichkeit zu häuslicher Pflege. Hinzu kommen komplexe Anforderungen in Umgang, Versorgung, Sicherheit und Ausstattung in Bezug auf das Frühgeborene, aber auch Aspekte zum Wohnen und Leben, Ernährung und Medizintechnik (DNQP, 2002).

Wird der Versorgungs- und Unterstützungsbedarf für eine Familie nach einer gezielten Erhebung als erhöht eingestuft, so sollten individuell abgestimmte Maßnahmen der Pflege-Überleitung zum Einsatz kommen.

Während die Pflege-Überleitung eher Beratungs- und Managementaufgaben, wie die Begleitung, Moderation und Prozesskontrolle der Überleitung durchführt, versteht sich die Nachsorge bzw. Überleitungspflege als direkte Dienstleistung, die den Patienten und seine Angehörigen bei dem Wechsel der Betreuungsform begleitet (vgl. Deutsches Institut für angewandte Pflegeforschung, 2005; Schönlau et al., 2005).

Zur Veranschaulichung der beschriebenen Begrifflichkeiten in Bezug zum Versorgungsverlauf der pädiatrischen Patienten dient die folgende Abbildung.

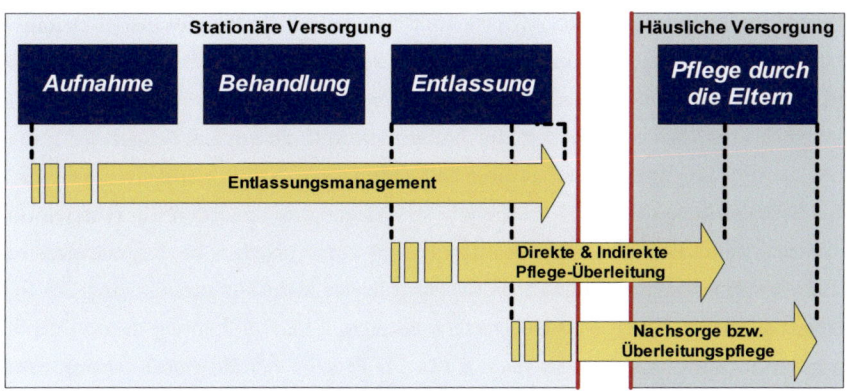

Abbildung 3: Eigene Darstellung integrativer Versorgungskonzepte

1.2.3 Nachsorge

Die Nachsorge bzw. Überleitungspflege als Beispiel Integrierter Versorgung stellt in Ergänzung an ein erfolgreiches Entlassungsmanagement einen elementaren Bestandteil einer sektorenübergreifenden Verzahnung von stationären und ambulanten Leistungen dar.

Zur pädiatrischen Pflegenachsorge zählt Schaeffer (2000) die direkte Vernetzung zur häuslichen Pflege sowie die häusliche Beratung und Anleitung der Eltern (vgl. Porz; Podeswik; Erhardt, 2005).

Diese Dienstleistungen können von klinischer Seite initiiert werden, wie in dem bereits erwähnten Augsburger Nachsorgemodell, um einerseits Patienten an eine Institution zu binden, andererseits den Patienten somit eine ganzheitliche Versorgung und Betreuung innerhalb einer Einrichtung zu ermöglichen. Möglich sind auch externe Dienstleister, wie z.B. ambulante Pflegedienste, die ihr Dienstleistungskonzept hinsichtlich ganzheitlicher und individueller Nachsorge erweitern. Beispielhaft sei hier der „Externe Pflegedienst (EPD) – häusliche Kinderkrankenpflege" in Berlin erwähnt, der bei der Vernetzung der stationären und häuslichen Pflege zur Sicherung der ärztlichen Therapie seine psychologischen, fachlichen und organisatorischen Dienstleistungen individuell und familienorientiert nach den Überlegungen Friedemanns anbietet. Er übernimmt damit eine entlastende Funktion im Sinne direkter Pflegehandlungen, Beratung, Anleitung oder Hilfe in Notsituationen und integriert dabei durch Gespräche über Ängste, Sorgen oder

Schuldgefühle der Eltern unbewusst auch psychotherapeutische Aspekte. Ziel ist es, den Familienalltag wieder soweit zu normalisieren, dass Unabhängigkeit vom EPD erreicht wird (Köhlen et al., 1999).

Zahlreiche Diskussionen haben die Notwendigkeit dieser Leistungen aufgezeigt und somit zu gesundheitspolitischen Veränderungen geführt. Das GKV-Modernisierungsgesetz 2004 ermöglicht nun den Krankenkassen die Finanzierung sozialmedizinischer Nachsorgeleistungen, so dass gesetzliche Regelungen hinsichtlich Voraussetzung und Durchführung in der Rahmenvereinbarung der Spitzenverbände der Krankenkassen nach § 43 Abs. 2 SGB V[10] sowie deren Empfehlungen für Leistungserbringer nach § 132 c SGB V[11] zu finden sind. In Ergänzung dazu sind auch Leistungsbeschreibungen nach §53 SGB XII Eingliederungshilfe „Erste Stufe der Behindertenhilfe" und §43 Abs. 1 SGB V „Patientenschulung" zu finden.[12]

Als begriffliche Grundlage der sozialmedizinischen Nachsorge dient die von der WHO verabschiedete „Internationale Klassifikation der Funktionsfähigkeit, Behinderung und Gesundheit" (ICF).

Die ICF dient als länder- und fachübergreifende einheitliche Sprache zur Beschreibung des funktionalen Gesundheitszustandes, der Behinderung, der sozialen Beeinträchtigung und der relevanten Umgebungsfaktoren einer Person[13].

Sozialmedizinische Nachsorgemaßnahmen umfassen:

- die Analyse des Versorgungsbedarfs
- die Koordinierung der verordneten Leistungen
- Anleitung und Motivierung zur Inanspruchnahme der Leistungen (Förderung des Krankheitsverständnisses, Unterstützung bei der Bewäl-tigung von Anforderungen, Erläuterung der Aufgaben unterstützender Einrichtungen, Abbau von Ängsten, Motivation zur selbständigen Versorgung, Begleitung zu Vertragspartnern)

(Rahmenvereinbarung der Spitzenverbände der Krankenkassen, 2005).

---

[10] Vgl. http://www.beta-institut.de/download/paediatrie-nachsorge-rahmenvereinb050502.pdf
[11] Vgl. http://www.beta-institut.de/download/paediatrie-nachsorge-empfehlungen050502.pdf
[12] Vgl. http://www.beta-institut.de/download/symposium-baur-porz-folien.pdf
[13] Vgl. http://www.dimdi.de/static/de/klassi/icf/index.htm

Bezogen auf die Sozialpädiatrie richtet sich Umfang und Intensität der Nachsorge nach der Schwere der Erkrankung, der funktionellen Beeinträchtigung des Kindes und der psychosozialen Belastung der Familie (Porz; Podeswik; Erhardt, 2005).

Da allerdings auch die Ressourcen der Familien zu berücksichtigen sind, muss die Familiensituation sorgfältig erhoben und in regelmäßigen Abständen evaluiert werden, um der Individuation und selbständigen Entwicklung des Familiensystems nicht entgegenzuwirken.

Die vorliegende Studie zeigt, wie unterschiedlich der Familienalltag mit einem Frühgeborenen nach der Krankenhausentlassung erlebt wird und in welchem Ausmaß gewisse Belastungen und Unterstützungsmöglichkeiten empfunden werden. Somit wird deutlich, dass die notwendigen Maßnahmen zur Integrierten Versorgung hinsichtlich des Entlassungsmanagements, der Pflege-Überleitung oder Nachsorge dem individuellen Bedarf der Familiensituation angepasst werden müssen.

2 Forschungsdesign

Als Kernstück dieser Untersuchung wird das methodische Vorgehen qualitativen, deskriptiven Designs ausführlich dargestellt. Nachdem zunächst der Stand der Forschung anhand einer umfassenden Literaturrecherche beschrieben wird, folgen dann die Kapitel der Vorbereitung, Durchführung und Analyse der Datenerhebung.

2.1 Literaturrecherche

Die anfängliche Literaturrecherche im Bereich der Überleitungspflege von Frühgeborenen wurde über einen längeren Zeitraum (September 2007- März 2008) durchgeführt. Dabei wurde die methodische Vorgehensweise in mehreren Schritten immer wieder mit den Ergebnissen der Teilrecherchen evaluiert und ergänzt.

2.1.1 Systematisches Vorgehen

Zunächst erfolgte eine allgemeine Recherche in der Fachzeitschrift „Kinderkrankenpflege", verschiedenen elektronischen Datenbanken, im OPAC der FH - Frankfurt am Main, der Deutschen Nationalbibliothek und über die Homepages themenspezifischer Institutionen und Vereine (September-Oktober 2007). Dabei erfolgte eine Kombination verschiedener Fachbegriffe und Schlagwörter, um sich einen allgemeinen Überblick über das Thema zu verschaffen. Danach wurde eine Handsuche zum Thema in der Fachzeitschrift „Pflege" ab dem Jahr 1995 vorgenommen sowie die Zeitschriften der SAGE Publication online (November 2007) nach einer bestimmten Suchstrategie recherchiert. Hierbei wurden die Schlagworte „preterm", „premature", „discharge" oder „experience" miteinander verknüpft und von 119 Treffern 5 relevante Artikel näher betrachtet. Die benannten Fachbegriffe wurden ebenfalls für die Online-Recherche in den Jahrgängen 2005 – 2007 im „Journal of advanced nursing" verwendet.

Danach wurde eine systematische Recherche in den fachspezifischen und wissenschaftlichen Datenbanken der Evidence Based Medicine Reviews (EBMR, Ovid Technologies, Inc.), Cumulative Index to Nursing & Alied Health Literature (Cinahl, Ebsco host Research Database) und PubMed (U.S. National Library of Medicine) mit einschlägigen Fachbegriffen und Schlagwörtern vorgenommen. Die Verwendung Logischer Operatoren bei der Kombination der in Anhang D dargestellten Schlagworte und deren Trunkierungen halfen bei der Erstellung einer systematischen Suchstrategie (vgl. Anhang C). Besondere Ausschlusskriterien und Begrenzungen der Suche wurden im Vorfeld kaum vorgenommen, wie im Folgenden noch näher begründet wird. Aufgrund der geringen Trefferzahl relevanter Literatur wurde mit anderen Schlagwörtern eine zweite Suchstrategie entwickelt (Dezember 2007) und in denselben Datenbanken nochmals recherchiert. In dritter Instanz wurde in der Datenbank PSYNDEXplus (Ovid Technologies, Inc.; Februar 2008) systematisch gesucht, da bei der Literaturrecherche aufgefallen war, dass Belastungen der Eltern häufig unter dem psychologischen Aspekt der Verarbeitung einer Frühgeburt innerhalb wissenschaftlicher Literatur diskutiert wurden. Bei dieser Suche wiesen die Schlagwörter „Pflege", „Kinder", Belastungen", „Eltern", „Krankenhaus", „Entlassung" und „Lebensalltag" die meisten Trefferzahlen auf, die mittels verschiedener Kombinationen jedoch nur einen relevanten Artikel abbildeten. Abschließend wurden die Literaturangaben aus den relevanten Artikeln der zweiten und dritten Suchstrategie nach deren Themenrelevanz weiterrecherchiert. Dabei sind Artikel mit aktuellen wissenschaftlichen Aussagen (2002-2007) bevorzugt worden. Ältere Literatur wurde nur dann einbezogen, wenn es sich um besonders relevante Publikationen zum Thema handelte.

Die Sichtung von nationalen und internationalen Leitlinien zum Entlassungsmanagement und Überleitungspflege von Frühgeborenen ergab nur einen Treffer, der, wie in Anhang B dargestellt, als weniger relevant bewertet wird. Bei der Auswahl der verwendeten Literatur wurden als Einschlusskriterien die Zielgruppe (Frühgeborene und deren Eltern), die Prozessdimension (Lebensalltag mit einem Frühgeborenen) und ein bestimmter Zeitraum (die ersten Monate nach Krankenhausentlassung) festgelegt und dabei die im Kapitel 1.2 formulierten Fragen berücksichtigt.

An dieser Stelle muss festgehalten werden, dass die anfänglich allgemeine Suche zunächst unstrukturiert durchgeführt wurde, um sich einen allgemeinen Überblick über das Thema zu verschaffen und daraus eine systematische Suchstrategie anzulegen. Außerdem konnte dabei eine Sammlung an möglichen Schlagwörtern angelegt werden, die speziell auch für die internationale Literatur genutzt werden konnte. Zusätzlich ergab sich somit eine Zusammenstellung verschiedener nationaler/internationaler Fachzeitschriften, Organisationen und Institutionen (vgl. Anhang A). Da die erste Suchstrategie in den oben benannten Datenbanken jedoch generell wenig relevante Treffer mit den oben genannten Einschlusskriterien ergab, wurde eine zweite Suchstrategie mit Schlagwörtern aus den relevanten Artikeln der ersten Suchstrategie gewählt und in denselben Datenbanken durchgeführt, um zu überprüfen, ob die geringe Anzahl der relevanten Treffer in den ausgewählten Schlagwörtern begründet liegt. Angesichts der Erwartung, wenig relevante Literatur zu diesem Thema zu finden, erwies es sich als sinnvoll, die Limits der Suchstrategie nur sehr geringfügig einzuschränken, um wesentliche Artikel dadurch nicht auch noch auszuschließen. Schließlich wurden von 27 relevanten Artikeln acht Texte genauer betrachtet und diese mit den Ergebnissen der dritten Recherche einer anderen fachthematischen Datenbank (PSYNDEXplus) ergänzt. Diese Systematik war notwendig, um die geringe relevante Trefferzahl sowohl auf Basis der ausgewählten Schlagworte als auch der verwendeten Datenbanken evaluieren zu können und spiegelt damit ein prozesshaftes Vorgehen wider.

2.1.2 Ergebnisse der Recherche und Schlussfolgerungen

Zusammenfassend soll dargestellt werden, dass sehr wenig relevante Literatur in Bezug zur Forschungsfrage gefunden wurde. Einige Autoren diskutieren mittels verschiedener Reviews, Editorials, Darstellungen klinischer Erfahrungen, Bücher wie z.B. „Frühgeburt als Herausforderung" sowie zahlreicher Konzepte („Familien-orientierte Pflege", „Follow-up Care", „Das Augsburger Nachsorgemodell ´Bunter Kreis`, allgemeine Case Management Ansätze) die Probleme von Frühgeborenen bzw. Kindern und deren Eltern nach der Krankenhausentlassung und geben Vorschläge für Maßnahmen der häuslichen Versorgung. Damit geben sie konkrete Empfehlungen zur Handhabung der täglichen Praxis, regen aber auch zu weiteren Diskussionen und Forschungen an. Die RCT-Studie nach Melnyk et al. (2006) und die Dissertation von T. Wiedemann (2005) untersuchten die Effektivität und Effizienz von Nachsorge- bzw. elterlichen Interventionsprogrammen (Empowerment) und beleuchten damit den Kostenaspekt für vermeidbare stationäre Wiederaufnahmen. Des Weiteren beschreibt die qualitative Studie nach Köhlen (1999) die Bedeutung der Nachsorge mit dem Fokus auf dem Familienleben und der Arbeit des Pflegedienstes. Die zwei Assessmentinstrumente BRP (Podeswik et al., 2003) und N-DAT (Robinson; Pirak; Morell, 2000) identifizieren mögliche Risiken und Ressourcen für Neugeborene nach der Entlassung. In Bezug auf die Forschungsfrage zum Alltagserleben von Eltern nach der Frühgeburt ihres Kindes bleibt festzuhalten, dass lediglich eine Literaturanalyse (Bruns-Neumann, 2006) und eine Pilotstudie (Heinen et al., 2002) trotz umfangreicher systematischer Suche identifiziert werden konnten. Während die Pilotstudie ausschließlich das Erleben von Vätern fokussiert, mit dem Ergebnis, dass die Väter mehr in die stationäre Pflege, Anleitung und Versorgung ihrer Kinder einbezogen werden müssen, stellt Bruns-Neumann verschiedene Aspekte des elterlichen Erlebens für den stationären Zeitraum, die Phase um die Krankenhausentlassung und die ersten Lebensmonate zusammen. Dabei werden Gefühle der Angst, Schuld, Ungewissheit, Depression, Niedergeschlagenheit und Entfremdung vom Kind beschrieben. Wenig angesprochen werden dagegen positive Gefühle wie Freude, Dankbarkeit und Glück. Als wesentlichste Stressfaktoren wurden der Anblick des fragilen Kindes, der Gesundheitszustand und die kindliche Weiterentwicklung sowie die Umgebungsfaktoren der Intensivstation beschrieben. Die enormen Anforderungen an ein geregeltes Familienleben und das Unverständnis für die Situation der Eltern im sozialen Umfeld stellen weitere negative Faktoren dar. Wesentliche Einflüsse stellen dabei frühere Erfahrungen mit Krankheit und Tod sowie mit prä- und perinatalen Komplikationen dar. Im Kleinkindalter steht dann immerhin ein gewachsenes Selbstvertrauen der immer noch anhaltenden Sorge mit Tendenz zur Überführsorge gegenüber (Bruns-Neumann, 2006).

Weitere Erhebungen, die das elterliche Erleben speziell zurzeit nach der Krankenhausentlassung schildern, konnten unter Berücksichtigung der festgelegten Kriterien nicht gefunden werden.

Die dargestellten Ergebnisse der Literaturrecherche lassen den Schluss zu, dass es auf diesem Themengebiet relativ wenig internationale, Evidenz-basierte pflegewissenschaftliche Publikationen gibt. Dieses belegen Autoren mit der Aussage, dass die Sichtweise von Pflegeforschern auf die unmittelbar aktuellen und akuten Problemlagen von Kindern und Eltern während der Zeit des postnatalen Krankenhausaufenthaltes sehr begrenzt ist (Bruns-Neumann, 2006). Weiterhin wird vermerkt, dass es bisher auch kein evaluiertes Instrument gab, um die Situation besonders belasteter Familien einschätzen zu können (Podeswik; Porz; Krull, 2003).

Diese Schlussfolgerungen geben somit Hinweise auf weitere Forschungsansätze speziell im Bereich Pflege-Überleitung und Nachsorge von Frühgeborenen, dem hiermit Rechnung getragen werden soll.

2.2 Feldzugang

Die Datenerhebung der vorliegenden Studie wurde 1 – 5 Monate nach Krankenhausentlassung im häuslichen Umfeld der Eltern von Frühgeborenen durchgeführt, die aus einem Perinatalzentrum nach Hause entlassen wurden. Dementsprechend wurden als Voraussetzung zur Genehmigungen dieser Studie Gespräche mit der institutionellen Abteilung für Pflegeforschung, der Pflegedienstleitung, der Gruppenleitung der Frühgeborenenstation, dem Schwerpunktleiter der Neonatologie und dem Chefarzt der Kinderklinik durchgeführt.

Zur Erweiterung persönlicher Hintergrundinformationen im Hinblick auf das reguläre Vorgehen bei Entlassungen von Frühgeborenen aus dem gewählten Perinatalzentrum wurden der neonatologische Schwerpunktleiter, der Sozialdienst und die Gruppenleitung der Frühgeborenenstation mittels einem standardisierten Fragebogen befragt (vgl. Anhang E).

Der direkte Feldzugang zu den Befragten konnte leider aus verschiedenen Gründen nicht persönlich erfolgen, welches die Kontaktaufnahme und den Gesprächseinstieg sicherlich erleichtert hätte. Somit erfolgte der Initialkontakt zu den Eltern mittels telefonischer Information über das Studienvorhaben. Nachdem die zu befragende Hauptbezugsperson des Kindes ihr Interesse bekundet hatte und ein Gesprächtermin vereinbart wurde, bekamen die Eltern per E-Mail oder auf dem Postweg ausführliche Informationen zur Durchführung und den entsprechenden Datenschutzregelungen zugesandt. Die schriftliche Einwilligung, in der den Eltern nochmals die Vertraulichkeit und Anonymität zugesichert wurde, unterzeichneten die Interviewteilnehmer erst vor Gesprächsbeginn. Somit wurde den Befragten ein ausreichender Zeitraum für die Teilnahmebereitschaft gegeben, in dem sie gegebenenfalls ihr Einverständnis auch zurückziehen konnten.

2.3 Stichprobe

Die Rekrutierung der Stichprobe erfolgte über das Dokumentationssystem der Klinik anhand vorher festgelegter Kriterien. Dabei wurden alle Eltern Frühgeborener einbezogen, die mit ihrem Kind aus dem Perinatalzentrum entlassen wurden und deren Kinder in der 24.-32. SSW zur Welt kamen. Die Entlassung sollte bei der Datenerhebung nicht länger als 12 Monate vergangen sein, da Einzelheiten der Erinnerung dann durch andere Erlebnisse evtl. schon verblasst sind. Um einer erschwerten Datenerhebung oder Auswertung vorzubeugen, wurden Eltern mit schlechten deutschsprachigen Kenntnissen und einem Wohnort, der außerhalb der Region liegt, ausgeschlossen. Um einer erneuten emotionalen Belastung von Eltern Frühgeborener vorzubeugen, deren Kind kurz nach der Entlassung verstorben ist, wurde einige Tage vor telefonischer Kontaktaufnahme zu den Teilnehmern das Dokumentationssystem der Klinik nach Hinweisen darauf durch einen festgelegten Ansprechpartner durchsucht. Letztendlich fand die Datenerhebung der befragten Familien innerhalb der ersten fünf Monate nach der Krankenhausentlassung statt und erstreckte sich über einen Zeitraum von fünf Wochen. Dabei waren die Kinder der betroffenen Eltern zwischen zwei und sechs Monaten alt.

2.4 Ethik und Datenschutz

Zum Schutz der Patienteninteressen und unter Beachtung ethischer Richtlinien wurde frühzeitig das Studienvorhaben bei der zuständigen Ethikkommission beantragt. Die Kommission hat dieses Forschungsprojekt einstimmig genehmigt und befürwortet. Dabei wurden Bestimmungen zum Datenschutz, der freiwilligen Teilnahme und dem Rücktrittsrecht eingehalten, was aus der Elterninformation und der Einverständniserklärung hervorgeht (vgl. Anhang F). Die erhaltenen Informationen wurden ausschließlich für den angegebenen Forschungszweck verwendet. Diesbezüglich wurden die Daten pseudonymisiert dokumentiert und Hinweise auf eine Identifizierung der Familien unkenntlich gemacht. Somit wird der Datenschutz gewährleistet und die Anonymität für weitere Veröffentlichungen sichergestellt. Darüber hinaus kann ein positiver Nutzen aus der Teilnahme der Eltern vermerkt werden, indem angesprochene Ressourcen oder extreme Belastungsfaktoren im Gespräch mit der gezielten Perspektive auf die gesamte Familiensituation bewusst gemacht werden. Somit können diese Erkenntnisse indirekt zur Entlastung und Unterstützung, aber auch zur Verarbeitung von Erlebnissen der jeweiligen Familien beitragen.

2.5 Methodisches Vorgehen

Innerhalb der geplanten und immer wieder reflektierten Vorgehensweise wurde das Studiendesign, wie im Folgenden ausführlich beschrieben, sorgfältig ausgewählt und der Interviewleitfaden in mehreren Schritten selbst entwickelt. Danach wurde die Datenerhebung als Grundlage wissenschaftlichen Arbeitens sorgfältig geplant, durchgeführt und dokumentiert, bevor die Datenauswertung schrittweise erfolgen konnte, bei der die einzelnen Schritte immer wieder am Ausgangsmaterial überprüft und reflektiert wurden.

2.5.1 Auswahl des Studiendesigns

Da das Forschungsinteresse dem individuellen Erleben der betroffenen Eltern galt, wurde ein qualitativ-deskriptives Design gewählt, da man auf diesem Weg mehr Einblick ins Erleben von Alltagsphänomenen Betroffener erhält als mit quantitativen Verfahren. Nach Ansicht der Forscherin bieten Interviews dabei eine gute Möglichkeit, Emotionen und nonverbale Reaktionen in die Datensammlung aufzunehmen und mit wenig strukturierten Fragen die Gesamtsituation, aber auch Besonderheiten besser darzustellen, wie z.B. durch das Problemzentrierte Interview nach Witzel (1982) ermöglicht wird.

Verhaltensweisen und Gedanken können dann mittels analytischer Verfahren gut interpretiert und reflektiert werden, da die Analyse selbst in einzelne Interpretationsschritte zerlegt wird. Dadurch wird sie für andere nachvollziehbar, überprüfbar und übertragbar auf andere Gegenstände, so dass sie als adäquate wissenschaftliche Methode anerkannt wird (Mayring, 2007).

Die halbstrukturierte Interviewform hat sich im Rahmen dieser Befragung angeboten, da einerseits die thematischen Bereiche im Vorfeld abgesteckt wurden, auf die das Gespräch immer wieder zurückgeführt werden kann. Andererseits kann ein flexibler Interviewverlauf gewährleistet werden, um sowohl den narrativen Gesprächsfluss nicht zu unterbrechen als auch auf Formulierungen, Impulse oder spontane Äußerungen reagieren zu können. Somit kann dem offenen, explorativen Charakter der Befragung als auch der Kommunikation in der Befragungssituation Rechnung getragen werden (Lange, 2005).

Für die Datenerhebung wurde die halbstrukturierte und leitfadengestützte Befragung nach Witzel gewählt, da diese Vorgangsweise den Befragten genügend Offenheit bietet, ihre subjektiven Perspektiven, Deutungen und Sinnzusammenhänge bezüglich der Einflussfaktoren auf ihren Lebensalltag mit dem Kind einzubringen. Darüber hinaus bietet der Leitfaden die Möglichkeit, die Befragungen ansatzweise zu vergleichen (Grundböck et al., 2005).

Die Methode fokussiert u.a. die Prinzipien der Problemzentrierung, bei der die tatsächlichen Probleme und Belastungen der Eltern Frühgeborener systematisch eruiert werden. Die Prinzipien der Gegenstandsorientierung in Form qualitativer Interviews mit allgemeinen, spezifischen und ´ad-hoc` Gesprächsteilen und der Prozessorientierung mit einer explizit geplanten und mehrfach reflektierten Vorgehensweise der Datenerhebung sind weitere zentrale Elemente. Nach dem Prinzip der Offenheit wird der Forschungsprozess auf die Problemsicht der Befragten zentriert. Dabei sollen allein die Daten sprechen und unvorein-genommen analysiert werden. Sogar negative Elemente, wie z. B. Suggestivfragen und deren Konsequenzen, sollen in einem Postskript Erwähnung finden, um bestimmte Aussagen wieder relativieren zu können. Diese Variante löst das Problem, dass in einem Befragungsprozess letztendlich doch immer wieder auf „ad-hoc-Strategien" zurückgegriffen werden muss. Der Forscher muss während des Interviews jedoch immer entscheiden, ob und in welcher Form eine Unterbrechung des narrativen Gesprächsflusses gerechtfertigt ist (Witzel, 1982).

2.5.2 Entwicklung des Interviewleitfadens

Als Basis der qualitativen Datenerhebung wurde ein halbstrukturierter Leitfaden konstruiert, der nach den Prinzipien des Problemzentrierten Interviews nach Witzel (1982) selbst entwickelt wurde. Die allgemeinen Initialfragen (allgemeine Sondierung), die den narrativen Gesprächsfluss einleiteten, beziehen sich jeweils auf die Entlassungsvorbereitungen im Krankenhaus, die persönlich erlebte Überleitung ins häusliche Umfeld, auf die erlebten Erfahrungen mit dem Kind während der ersten Tage und schließlich auf das aktuelle Befinden der Hauptbezugsperson. Der Leitfaden setzt sich demzufolge aus vier chronologisch folgenden Abschnitten zusammen, denen verschiedene Unterfragen entsprechend der spezifischen Sondierung nach Witzel zugeordnet wurden. In den jeweiligen Unterfragen sind verschiedene Faktoren thematisch zentriert worden, so dass diese zur Fortführung des Gesprächsflusses von der Interviewerin in angemessenem Maße eingebracht wurden. In dritter Instanz konnten ad-hoc Fragen vorsichtig und sparsam eingesetzt werden, wenn in besonders wichtigen Problembereichen des Leitfadens nur ungenügend Auskunft erteilt wurde. Um den Gesprächseinstieg zu erleichtern, wurde ein Kurzfragebogen mit sozio-demographischen Daten vorangeschaltet, der gleichzeitig ein besseres Verständnis im Gesamtkontext der Familiensituation ermöglichte.

Die Befragungsthemen wurden deduktiv aus der Informationssammlung der Familienorientierten Pflege nach Friedemann (Friedemann; Köhlen, 2003) abgeleitet und mit relevanten Aspekten aus der Literaturrecherche, wie zum Beispiel dem Belastungs- und Ressourcenprofil bei Früh- und Neugeborenen (Podeswik et al., 2003), ergänzt.

Die inhaltlichen Fragen wurden eigenständig formuliert und konzentrieren sich entsprechend den Prinzipien der interpretierenden Phänomenologie am „Zuhandenen" und „Unzuhandenen" im Leben von Eltern frühgeborener Kinder.

„Zuhanden bezieht sich auf den vertrauten, selbstverständlichen Umgang mit Dingen im Alltag, auf den reibungslosen Ablauf gewohnter Aktivitäten [...] Wenn aus irgendeinem Grund der [...] gewohnte Ablauf gestört wird, ist Aufmerksamkeit gefordert, um sich mit den unzuhandenen Dingen oder Tätigkeiten zu befassen" (Spichiger; Prakke, 2003). Der Schwerpunkt der Befragung lag hierbei sowohl auf der Perspektive des Empfindens hinsichtlich individueller Gefühle und Emotionen (z.B. Angst, Unsicherheit, Freude) als auch auf dem Erleben als Reaktion auf eine Belastung (z.B. Stressreaktion, psychosomatische Probleme, Verzweiflung, Depressionen).

Der Leitfaden wurde anhand von drei Pretest-Interviews auf seine Tauglichkeit hin evaluiert und angepasst. Dies dient der Überprüfung des Leitfadens auf Anwendbarkeit und Verständlichkeit in der Praxis, um Fehler und Unklarheiten aufspüren zu können, was bei einem selbstkonstruierten Fragebogen besonders notwendig ist (Köhlen, 2003). Dabei halfen methodische Notizen und Beobachtungen, die nach dem jeweiligen Pretest mit einer Kinderkrankenschwester, einer Mutter von drei Kindern und einer Mutter zu früh geborener Drillinge in einem Postskriptum zeitnah schriftlich festgehalten wurden. Darüber hinaus konnte der Leitfaden entsprechend einer Reflexion der Interviewverläufe immer wieder überarbeitet und bis zur Endversion aktualisiert werden (vgl. Anhang G). Zum besseren Verständnis wurde die Entstehung des Leitfadens in folgender Abbildung dargestellt.

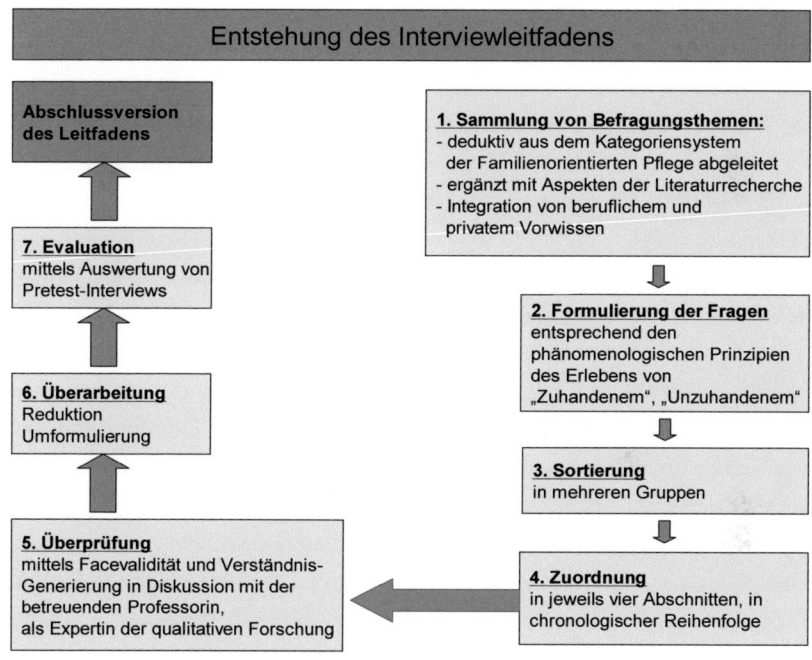

Abbildung 4: Entstehung des Interviewleitfadens

2.5.3 Datenerhebung

Nachdem die Stichprobe rekrutiert und die Pretestphase des Interviewleitfadens abgeschlossen war, wurde der Kontakt zu den Teilnehmern aufgenommen und das Forschungsvorhaben vorgestellt. Nach einem mündlichen Teilnahmeeinverständnis wurden den Probanden die von der Ethikkommission überprüfte Elterninformation und die Einwilligungserklärung entsprechend den festgelegten Datenschutzbestimmungen mit Informationen zu den vier Themenabschnitten des Gespräches (Krankenhausaufenthalt, Tag der Entlassung, erste Zeit zu Hause, aktuelle Situation) zugesandt (vgl. Anhang F). Dies ermöglichte den Eltern, sich besser auf die Interviewsituation einstellen zu können und Berührungsängsten entgegenzusteuern. Entsprechend der Terminvereinbarung wurden die Interviews von durchschnittlich 1 Stunde Dauer (Streuung: 45-95 Minuten) in der häuslichen Umgebung der betroffenen Eltern durchgeführt und auf Tonband aufgenommen. Dadurch konnte der Interviewer sich auf das Gespräch konzentrieren und dabei gleichzeitig situative und nonverbale Elemente sowie besondere Rahmenbedingungen beobachten, die nach Witzel in einem Postskript zeitnah festgehalten wurden. Dazu zählten krankheitsbezogene und soziodemographische Daten, die Einfluss auf das individuelle Erleben nehmen könnten, sowie methodische Probleme, Situationseinschätzungen und vorhandenes Hintergrundwissen des Interviewers.

Weitere Instrumente des Problemzentrierten Interviews nach Witzel sind der Kurzfragebogen und der Leitfaden. Während der Leitfaden als Orientierungsrahmen und Gedächtnisstütze des Interviewers die Ausdifferenzierung von Erzählsequenzen des Befragten unterstützte (Witzel, 1982), muss der Kurzfragebogen innerhalb eines qualitativen Ansatzes, der dem Gespräch voran- oder nachgestellt werden kann, kritisch betrachtet werden. Indem der Fragebogen für diese Erhebung bewusst vorangestellt wurde, erfüllte er aber zum Ersten die Aufgabe, den Gesprächseinstieg zu fördern und die Befangenheit der Situation zu lockern. Zum Zweiten war es für ein umfangreicheres Hintergrundverständnis des Interviewers dienlich, gewisse Informationen im Voraus zu erfragen, welches innerhalb des Gespräches durch das Frage-Antwort-Schema störend gewirkt hätte.

Die Initialfrage der einzelnen Themenbereiche leitete jeweils den narrativen Gesprächsteil ein. Je nach Interviewsituation wurden weitere Aspekte entsprechend der Methode nach Witzel erfragt, die über einen stockenden Gesprächsfluss hinweghalfen oder bisher nicht erwähnte Aspekte zur Sprache brachten. Die Reihenfolge der Themen sowie Umfang und Intensität der Antworten bestimmten die Befragten, während der Leitfaden nur als Hintergrundfolie diente.

Als Kommunikationsformen dienten hauptsächlich die Zurückspiegelung von Äußerungen des Befragten sowie allgemeine Verständnisfragen zum Kontext des Problembereiches. Die Kommunikationsform der Konfrontation wurde nur sehr sparsam eingesetzt, um eine gute Gesprächsatmosphäre aufrechtzuerhalten. Unkontrollierbare Interviewweinflüsse, wie z.B. kurze Unterbrechungen durch die Kinder und Telefonanrufe von Freunden, die den betroffenen Eltern viel Unterstützung bieten, wirkten nicht hinderlich, sondern konnten als positive Bedingungen zur Klärung subjektiver Sichtweisen der Befragten behandelt werden (Witzel, 1982).

Anschließend wurde das Gespräch entsprechend vorher festgelegter Regeln zeitnah transkribiert (vgl. Anhang H). Die Verschriftlichung erfolgte in Schriftsprache mit entsprechender Bereinigung des Dialektes.

Durch wiederholtes Kontrollhören wurden hierbei die Gütekriterien für qualitative Erhebungsverfahren angewandt und dabei Wortkorrekturen, Nachtragungen von Wörtern und Zeichen, Änderungen von Satz- und Sonderzeichen, Änderung der Sprecher usw. vorgenommen (vgl. Mayring; Gläser-Zikuda, 2005). Im Sinne einer besseren Lesbarkeit wurden Auffälligkeiten während des Gesprächs sparsam kommentiert und konnten somit in die Datenanalyse einbezogen werden.

2.5.4 Datenauswertung

Als Ausgangsbasis der Analyse wurden die Verschriftlichungen den Studienteilnehmern im Sinne der kommunikativen Validierung vorgelegt und ggf. Änderungen bzw. Ergänzungen wichtiger Aspekte des Erlebens von Eltern Frühgeborener in die jeweiligen Transkripte integriert.

In die Datenauswertung floss das gesamte Material aus 10 der insgesamt 13 Befragungen ein, die aus Gründen der Datensicherung innerhalb einer begrenzten Diplomarbeitszeit durchgeführt wurden. Ausgeschlossen wurden daher drei Interviews, die zahlreiche Störungen aufgewiesen haben, der Gesprächsfluss immer wieder unterbrochen wurde und somit den Gesprächsverlauf beeinflusst haben könnte.

Das Auswertungsverfahren orientierte sich an den nach Lamnek beschriebenen allgemeinen Handlungsanweisungen, die eine generelle Struktur regelgeleitet vorgeben, andererseits offen für gegenstandsadäquate Modifikationen sind. Die Analyse, geleitet durch die Theorie des systemischen Gleichgewichtes nach Friedemann, erfolgte anhand mehrerer Schritte, die gegenstandsorientiert dem Interviewmaterial angepasst wurden (Lamnek, 2005). Dies ermöglichte eine flexible und offene Herangehensweise, ausgerichtet auf den konkreten Forschungsgegenstand (Mayring, 2007).

Die folgenden Auswertungsschritte wurden nacheinander bearbeitet, wobei ein Analyseschritt jeweils auf den vorherigen aufbaut und damit die Auswertung verfeinert:

1. Darstellung eines Kategoriensystems mit den jeweiligen Definitionen und Ankerbeispielen anhand der Themenkomplexe des Leitfadens
2. Erstellung einer Themenmatrix nach inhaltlichen Gesichtspunkten
3. Einzelfallanalysen, bei denen das Kategoriensystem nochmals überarbeitet wurde
4. Generalisierte Analyse
5. Kontrollphase am Ausgangsmaterial mit der Identifikation besonderer Textstellen entsprechend der Belegbarkeit der Aussagen, um Fehlinterpretationen vorzubeugen

Für die Auswertung der Daten wurde die inhaltlich-strukturierte, qualitative Inhaltsanalyse angewandt, die angelehnt an Mayring sich als geeignete Methode in Bezug auf die Anwendung der Theorie des systemischen Gleichgewichts nach Friedemann erwies. Folglich konzentrierte sich die Auswertung auf die inhaltlich-thematische Perspektive, während spezielle Besonderheiten der Interviews in Form von theoretischen, methodischen und beobachteten Notizen mit in die Datenauswertung integriert wurden. Die einzelnen Schritte wurden manuell mittels systematischer Tabellen in Microsoft Office Excel durchgeführt.

Obwohl die Gegenstandsangemessenheit als wichtigstes Kriterium nach Mayring gewährleistet wurde, konnten somit alle relevanten Textbestandteile in Bezug zum festgelegten Kategoriensystem durch die inhaltliche Strukturierung systematisch extrahiert und in Bezug zur Forschungsfrage zusammenfassend dargestellt werden (Mayring, 2007).

Erstellung der Themenmatrix

Nachdem das aus dem Leitfaden abgeleitete Kategoriensystem (vgl. Anhang I) erstellt war, wurden die einzelnen Kategorien den Prozessdimensionen der Theorie des systemischen Gleichgewichtes zugeordnet, wie die untere Abbildung verdeutlicht. Die entstandene Matrix zeigt, dass diese Theorie innerhalb der Familien- und umweltbezogenen Pflege nach Friedemann zur Einschätzung des Unterstützungsbedarfs und zur Evaluation der Familienentwicklung geeignet ist.

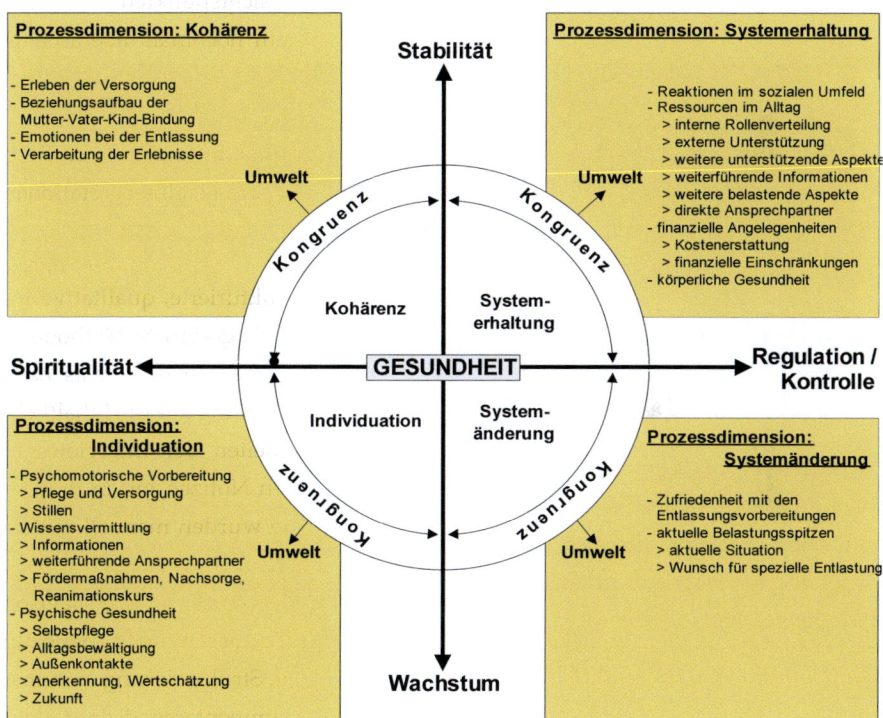

Abbildung 5: Eigene Darstellung der Themenmatrix mit zugeordneten Kategorien, abgeleitet aus der Systemtheorie nach Friedemann (Friedemann; Köhlen, 2003)

Einzelfallanalyse

Entsprechend der in Lamnek beschriebenen Einzelanalyse wurden nur die wichtigsten Textstellen des Interviewmaterials in Bezug zur Forschungsfrage aus dem Text extrahiert und somit in konzentrierter Form inhaltsanalytisch ausgewertet (Lamnek, 2005).

Insgesamt wurden 10 Interviews (A-J) ausgewertet, die sich entsprechend den Angaben der Datenerhebung in mehreren Merkmalen unterscheiden. Zum besseren Verständnis der im Kapitel 4.1 beschriebenen Empfehlungen für die Praxis sind diese Merkmale in der folgenden Abbildung übersichtlich dargestellt.

	Interviews (n=10)									
	A	B	C	D	E	F	G	H	I	J
Kind mit Monitor	X	X		X						
allein erziehend					X					
Väter beruflich im Ausland bzw. sehr viel unterwegs							X	X	X	
Gesundheitlich stark beeinträchtigtes Kind					X					X
Mehrlingsproblematik			X			X				X
weitere Geschwisterkinder								X		
Immigranten			X			X				

Abbildung 6: Darstellung der Merkmale der Stichprobe

Die Interviewaussagen wurden nach intensiver Sichtung des jeweiligen Materials paraphrasiert und anschließend sowohl tabellarisch den belastenden oder unterstützenden Faktoren als auch dem vorher festgelegten Kategoriensystem mit den zugehörigen Prozessdimensionen nach Friedemann zugeordnet, wie folgende Abbildung aufzeigt.

Prozess-dimensionen	Kategorien	Belastungsfaktoren	Unterstützende, Förderliche Faktoren	neutrale Aspekte
Kohärenz	**Erleben der Versorgung**			
		Gefühl, alleingelassen zu sein		
		immer Hilfe nötig, um mit 3 Kindern das Haus verlassen zu können		
		Ruhelosigkeit		
		schämt sich, Hilfe vom Sozialamt zu beziehen		
		Depressivität, Verzweiflung, Mutlosigkeit		
	Beziehungsaufbau der Mutter-Vater-Kind-Bindung			
			häufige Anwesenheit	keine Möglichkeit zu Rooming in
			angenehme Empfindungen beim Känguruhen	
	Emotionen bei der Entlassung			
			Freude auf die wachsende Familie	
	Verarbeitung der Erlebnisse			
		niemand war da	grüne Dame war sehr nett	
Individuation	**Psychomotorische Vorbereitung (Handling)**			
	Pflege und Versorgung		Integration, Anleitung, Aufforderung zur Versorgung durch die Schwestern	
	Stillen	mangelnde Stillberatung und Anleitung		
	Wissensvermittlung			
	Informationen	Antworten nur auf Eigeninitiative		
	weiterführende Ansprechpartner	keine weiteren Ansprechpartner für Unterstützungsmöglichkeiten	für weiterführende Entwicklungsgespräche ans SPZ verwiesen	
	Fördermaßnahmen, Nachsorge,	kein Sozialdienst dagewesen oder mit ihm gesprochen		
		wurde nicht empfohlen		
	Psychische Gesundheit			
	Selbstpflege		draußen laufen, um abzunehmen	
			duschen oder ausruhen, wenn Haushaltshilfe da ist bzw. abends, wenn der Mann da ist	
			eigentlich nicht nötig, höchstens mal mit Freundin o. Mann	

Abbildung 7: Auszug aus einer der 10 Einzelfallanalysen

Anschließend wurde anhand des vorliegenden Auswertungsmaterials für jede Familie eine Einschätzung der Familiensituation entsprechend der Theorie des systemischen Gleichgewichtes nach Friedemann vorgenommen.

Zusammenfassend ist festzuhalten, dass sechs Familien der gewählten Stichprobe hauptsächlich unterstützende Faktoren beschreiben und aktuell wenig Belastungen ausgesetzt sind. Dies ist allerdings dem relativ stabilen Gesundheitszustand der Kinder bei Geburt und zur Entlassung sowie ausgebliebenen Komplikationen bei Mutter und Kind zuzuschreiben. Positiv beeinflusst wird diese Situation auch von einem guten sozialen Netzwerk, welches nach Friedemann systemerhaltend wirkt, sowie einer umfangreichen Handlungsfähigkeit aufgrund hoher Kompetenzen der Eltern, was für eine hohe Individuation der Eltern spricht. Andererseits konnten vier Familien ermittelt werden, die aktuell und zukünftig noch starken Belastungen ausgesetzt sind. Kennzeichnend für diese Familien sind hohe emotionale Belastungen der Eltern aufgrund schwerer gesundheitlicher Beeinträchtigungen der Kinder sowie Existenzängste bei sozial schwachen Familien. Ein gesichertes soziales Netzwerk bei sozial schwächeren Familien und Alleinerziehenden kann die Gesamtsituation wiederum sehr positiv beeinflussen, während Beziehungsprobleme zwischen den Familienmitgliedern aufgrund von Trennungs- und Eifersuchtssituationen bei kleinen Geschwisterkindern langfristig die Familie sehr belasten und die Kohärenz des Familiengefüges negativ beeinträchtigen.

Generalisierende Analyse

Dieser Analyseschritt ist gekennzeichnet durch die Zusammenfassung aller Interviews und Ausarbeitung von gemeinsamen oder unterschiedlichen Aspekten in Bezug zur Forschungsfrage (Lamnek, 2005).

Ausgangsbasis war hierbei die Zusammenführung aller Einzelanalysen innerhalb einer Datei, wie die folgende Darstellung auszugsweise aufzeigt.

Prozess-dimensionen	Kategorien	Belastungsfaktoren	Unterstützende, Förderliche Faktoren
Kohärenz	Erleben der Versorgung	Gefühl, dass das Kind sehr verspätet erst richtig zu Hause 'ankam'	persönliches Befinden viel besser, seitdem das Kind auch von anderen gut versorgt werden kann
		Kind-OP vor seinem eigentlichen Geburtstermin und die eigene Erkrankung kurz danach als sehr schlimm empfunden	Kind hat trotz Trinkschwäche die Flasche genommen, obwohl sie die Brust verweigerte
		Routine erst 4 Monate nach Geburt bzw. 9 Wochen nach Entlassung eingeschlichen	ab der 2. Woche hat Kind fast die ganze Nacht durchgeschlafen
		erste Nacht war furchtbar, super unruhig	Rückzug als Schutz vor Stressreaktionen bei Kind und Eltern
		ständige Gedanken daran, wie sich das Kind wohl entwickelt	persönliche Prioritätensetzung: Kind vor Haushalt
		Angst vor einer mangelhaften Weiterentwicklung und dem möglichen Ausgang der Herz-OP des nicht so gesunden Kindes	
		man muss überlegen, in welche Geschäfte man mit einem Zwillingskinderwagen noch hineinkommt	
	Beziehungsaufbau der Mutter-Vater-Kind-Bindung	Rooming in - leider aus Platzgründen nicht möglich	durch häufige Anwesenheit der Eltern
		lange Wartezeiten auf den Fahrdienst, um von der Gynäkologie zum eigenen Kind zu kommen	Kängurruhen so oft wie möglich
		anfänglich emotionaler Rückzug der Mutter gegenüber dem Kind in der Hoffnung, Schicksalsschläge dann besser verkraften zu können, was erst im Nachhinein bewusst wurde, da es auch während des Krankenhausaufenthaltes keine Gesprächspartner diesbezüglich gab	große Bemühungen des Pflegepersonals um das Kängurruhen

Abbildung 8: Darstellung der Zusammenführung aller Einzelfallanalysen

Im Folgenden wurde anhand der einzelnen belastenden und unterstützenden Aspekte induktiv eine Kodierung abgeleitet. Nach Mayring hat induktives Vorgehen eine große Bedeutung innerhalb qualitativer Ansätze und strebt nach einer gegenstandsnahen Abbildung des Materials ohne Verzerrungen und in der Sprache des Materials (Mayring, 2007). Die induktive Kodierung erfolgte somit durch Reduktion des Textmaterials in Form von Kodes. (Abb. 9)

Die einzelnen Kodes wurden geordnet, reduziert, revidiert bzw. neu gebildet, bevor daraus dann schließlich Hauptkategorien identifiziert wurden. (Abb. 10)

Prozess-dimensionen	Deduktive Kategorien	Induktive Kodierung	Belastungsfaktoren	Induktive Kodierung	Unterstützende, Förderliche Faktoren
Kohärenz	**Erleben der Versorgung**				
		verspätetes Elternglück	Gefühl, dass das Kind sehr verspätet erst richtig zu Hause 'ankam'	Kind abgeben können	persönliches Befinden viel besser, seitdem das Kind auch von anderen gut versorgt werden kann
		verspätetes Elternglück	Gefühl, dass das Kind jetzt erst bei Ihnen angekommen ist	gleichmäßiger Rhythmus der Kinder	Rhythmus für Schlaf- und Malzeiten war vom Krankenhaus gut vorgegeben
		gesundheitliche Beeinträchtigungen des Kindes	Kind-OP vor seinem eigentlichen Geburtstermin und die eigene Erkrankung kurz danach als sehr schlimm empfunden	problemlose Nahrungsumstellung	Angst vor Problemen bei der Nahrungsumstellung blieb unbegründet
	Beziehungsaufbau der Mutter-Vater-Kind-Bindung				
		Rooming in nicht möglich	Rooming in - leider aus Platzgründen nicht möglich	häufige Anwesenheit	durch häufige Anwesenheit der Eltern
		lange Wartezeiten auf den Fahrdienst	lange Wartezeiten auf den Fahrdienst, um von der Gynäkologie zum eigenen Kind zu kommen	viel Känguruhen	Känguruhen so oft wie möglich
		existentielle Ängste	anfänglich emotionaler Rückzug der Mutter gegenüber dem Kind in der Hoffnung Schicksalsschläge dann besser verkraften zu können, was erst im Nachhinein bewusst wurde, da es auch während des Krankenhausaufenthaltes keine Gesprächspartner diesbezüglich gab	viel Känguruhen	große Bemühungen des Pflegepersonals um das Känguruhen
		verkürztes Känguruhen	Känguruhen sollte nicht so oft und auch nicht so lange durchgeführt werden, um das Kind nicht überanstrengen	viel Känguruhen	Mutter-Kind-Zweisamkeit mittels Känguruhen genossen

Abbildung 9: Darstellung der induktiven Kodierung

Hauptkategorien	induktive Kodierung	Belastungsbeispiele	induktive Kodierung	Beispiele unterstützender Faktoren
physische Ebene	körperliche Anstrengung	Unruhe, Versorgung rund um die Uhr	ausreichend Schlaf	frühes Durchschlafen
				morgens länger im Bett bleiben, da sich Kind selbst beschäftigen kann
	Schlafunterbrechungen			meist Mittagsschlaf nötig, tut auch beiden Kindern gut
				Stillposition durch die Hebamme gefunden, bei der man weiterschlafen kann
	lange Dauer bis zur Alltagsroutine	Rhythmus von Schlaf-, Mahlzeiten erkennen der kindlichen Bedürfnisse	Routine	Routine und Ruhe
		aufgrund gesundheitlicher Probleme der Familienmitglieder		
	physische und psychische Belastungssymptome der Eltern	Müdigkeit, Abgespanntheit	Wohlbefinden	gutes Allgemeinbefinden
		Nackenverspannungen		Müdigkeit mit Schokolade überwinden
		Stressempfindungen		zufrieden, psychisches Wohlbefinden
		Überlastungserscheinungen		
		Grippeanfälligkeit	Arbeitserleichterung	vereinfachte Versorgung, als das Kind dann im Wärmebett lag
		Untergewicht		Stillen ermöglicht Arbeitserleichterung und Nahrungsverträglichkeit
		Stimmbeeinträchtigung		gemeinsame Aufteilung der Kinderversorgung

Abbildung 10: Bildung der Hauptkategorien

2.5.5 Gütekriterien

Gütekriterien haben innerhalb der Pflegeforschung einen hohen Stellenwert, denn sie erhöhen die Qualität und Aussagekraft durchgeführter Forschungen. Da für die Planung, den Verlauf und die Ergebnisse der vorliegenden Studie die Verwendung qualitativer Gütekriterien angestrebt wurde, seien hier exemplarisch wichtige Kriterien nach Mayring (Mayer, 2002) in Bezug zur Studie dargestellt.

1. Die Methoden der hier dargestellten Forschung wurden speziell auf den Gegenstand abgestimmt bzw. konstruiert, was der **Gegenstandsangemessenheit** entspricht. Dabei wurde die Datenerhebung an die Methode nach Witzel angelehnt, unterscheidet sich aber darin, dass diese Methode in jeweils vier verschiedenen Abschnitten durchgeführt worden ist. Auch die Auswertungsschritte wurden angelehnt an die qualitative, inhaltlich-strukturierte Analyse nach Mayring (2007), die jedoch mit anderen in Lamnek (2005) beschriebenen Analysebausteinen ergänzt wurden. Dies wurde im Sinne der **Verfahrensdokumentation** detailliert beschrieben und wird somit für andere nachvollziehbar.
2. Die **Argumentative Interpretationsabsicherung** wird gewährleistet, weil die jeweiligen Interpretationen direkt aus dem paraphrasierten und in Tabellenform dargestellten Material hervorgehen und damit argumentativ begründet werden können, was wiederum am Ausgangsmaterial der Verschriftlichungen nachvollzogen werden kann.
3. Eine systematische Bearbeitung im Sinne der **Regelgeleitetheit** wurde durch die Anlehnung an die beschriebene Methodik bei Datenerhebung, Verschriftlichung und Auswertung eingehalten.
4. Da qualitative Forschung an konkreten sozialen Problemen ansetzen will, ist es notwendig, sich unmittelbar mit der Lebenswelt der Betroffenen auseinander zu setzen. Aus diesem Grund war es sinnvoll, mit den Vorerfahrungen als Kinderkrankenschwester den Austausch mit dem pflegerischen und ärztlichen Personal sowie dem Sozialdienst zu suchen und darüber hinaus die Datenerhebung im familiären Umfeld der Eltern selbst durchzuführen, um der **Nähe zum Gegenstand** nachzukommen.

5. Im Sinne der **kommunikativen Validierung** wurde angestrebt, die Ergebnisse mit den Studienteilnehmern in einem zweiten Gespräch zu diskutieren. Aus Gründen knapper Zeitkapazitäten musste davon Abstand genommen werden, da die Ergebnisse in Bezug zu einer umfangreichen Theorie dargelegt werden müssen, was sicherlich die Zeit und das Interesse der Teilnehmer gesprengt hätte. Allerdings wurden die Rohdaten durch die Eltern selbst validiert, da den Eltern von frühgeborenen Kindern als besonderes Anliegen dieser Untersuchung eine eigene Stimme verliehen werden sollte. Somit konnten diese selbst ihre Angaben in Bezug auf die vorgegebenen Aspekte überprüfen, gegebenenfalls vervollständigen und ihren Aussagen eine individuelle Gewichtung verleihen. Auf eine Validierung innerhalb eines Forscherteams musste leider verzichtet werden, was auf die Güte und Aussagekraft dieser Studie einen großen Einfluss genommen hätte.

Weitere Kriterien und Aspekte der aufgeführten Methodik werden im Kapitel 4.4 diskutiert. Demzufolge sollten die folgenden Ergebnisse immer in Zusammenhang mit den verwendeten Kriterien betrachtet werden.

3 Ergebnisse

Die Ergebnisse der im Kapitel 2.5.4 beschriebenen Datenauswertung umfassen der Forschungsfrage entsprechend belastende und unterstützende Aspekte der befragten Familienmitglieder in Bezug auf die häusliche Versorgung kurz nach der Krankenhausentlassung eines frühgeborenen Kindes. Die aus der analytischen Kodierung entwickelten vier Hauptkategorien beschreiben das individuelle Erleben des Alltags von Eltern mit Frühgeborenen auf einer physischen, emotionalen, sozialen und organisatorischen Ebene. Exemplarisch werden folgend einige der analysierten Aspekte beschrieben, die sich speziell auf die Situation mit Frühgeborenen beziehen. Zum besseren Verständnis werden diese in der anschließenden Zusammenfassung nochmals tabellarisch dargestellt.

3.1 Belastende Aspekte

Auf der physischen Ebene der Belastungen werden exemplarisch physische und psychische Belastungssymptome der Eltern in Form von Müdigkeit und Abgespanntheit, Nackenverspannungen, Stressempfindungen und Grippeanfälligkeit immer wieder benannt: „[...] ich habe schon das Gefühl, dass ich ganz bestimmt bald meine Grippewelle wieder kriege, so fühle ich mich zurzeit auch ein bisschen, anfällig und manchmal einfach ausgelaugt" (Interview J, Z. 314). Eine andere Mutter meint diesbezüglich: „[...] ich habe es halt dauerhaft mit der Stimme, was nicht mehr weggeht, was ich nach [G1] Geburt auch hatte, woran man schon merkt, dass ich arg belastet bin" (Interview G, Z. 196).

Bezüglich der emotionalen Ebene wird besonders häufig das ´Gefühl, alleingelassen zu sein`, beschrieben. Die Eltern haben Angst vor der alleinigen Verantwortung für das Kind, ohne adäquate Ansprechpartner bei Problemen der häuslichen Versorgung und in Ernährungsfragen zu haben. Die Eltern der gewählten Stichprobe beschreiben dieses Gefühl meist aufgrund mangelnder Unterstützung im familiären Umfeld, da z.B. einige Väter beruflich im Ausland arbeiten müssen oder die Großeltern vom Wohnort weit entfernt sind.

„Ich war zum Beispiel auch ganz ungern alleine, denn wenn irgendwas passiert, bin nur ich dafür verantwortlich und da wurde man nicht darauf vorbereitet. Fast immer hatte ich Angst vor erneuten Bradykardien, vor dem Säuglingstod und vor diesem Alleinsein" (Interview H, Z. 272). „Es gab auch keine Empfehlung für zu Hause für die ersten zwei Monate. Man hat das Kind so mitbekommen, wie es war, und danach hat keinen mehr was interessiert [...] Anfangs [...] waren wir oft unsicher. Vielleicht so eine Woche nach der Entlassung wenn da noch mal jemand kommt oder anruft mit Fachwissen und schaut, wie es einem geht. Gerade am Anfang war [Kind] ja noch so unruhig" (Interview A, Z. 239, 422).

Sehr häufig beschrieben wird ebenfalls die permanente Angst vor Komplikationen in Form des Plötzlichen Kindstodes oder späteren Entwicklungsdefiziten.

„[Kind] ist montags entlassen worden, und am Freitag zuvor wurde der Monitor abgeschaltet [...] Und da war dann auch die Ängstlichkeit, dass noch etwas sein könnte. Man ist dann auch nachts aufgestanden und hat geschaut, ob sie noch atmete, ob es ihr gut geht und das begleitet mich zum Teil auch jetzt noch. Nachts schlafe ich schon mittlerweile gut durch, komme aber auch tagsüber mal ganz nah an sie heran, wenn sie so flach atmet, dass man den Korpus sich nicht bewegen sieht. Es besteht halt für Frühgeborene die erhöhte Anfälligkeit für den Plötzlichen Kindstod. Es gibt zwar zahlreiche Risikofaktoren, die man ausschließen kann, aber die konkrete Ursache weiß man halt auch noch nicht" (Interview H, Z. 171).

Als größte Belastung empfand eine Mutter: „Nicht zu wissen, wie [Kind] sich entwickelt. Und ob es in einem Jahr krabbelt, ob es spricht" (Interview G, Z. 240).

Da für Mehrlingsschwangerschaften oft ein erhöhtes Risiko zur Frühgeburt besteht (vgl. Wiedemann, 2005), kommen auf diese Eltern nicht nur die bereits genannten Probleme der Frühgeborenen zu. Von Zwillings- und Drillingseltern wird besonders häufig auch das ´permanente Gefühl, sich zerreißen zu müssen` beschrieben. „[Kind 2] hat nachts nie geschlafen. Wenn man denkt, jetzt hat man 10 Minuten Ruhe, fängt [Kind 1] wieder an zu schreien. Es kann keiner glauben, aber ich hatte mit den zweien täglich 22 Stunden verbracht. Die letzten zwei Stunden habe ich entweder mit Schlafen oder Duschen verbracht, mehr war nicht möglich" (Interview C, Z. 15). „Ich fand es einfach sehr heftig durch die Zwillingssituation, wenn beide Kinder gleichzeitig trinken wollen, kuscheln wollen und ich alleine bin. Und bei diesem Hin-und-Her-Spielen zwischen den Kindern habe ich das Gefühl, ich werde keinem so richtig gerecht, wenn sie unzufrieden sind, schreien und ich einfach nicht weiß, was die wollen" (Interview J, Z. 216). Eine Drillingsmutter beschrieb neben zahlreichen anderen Belastungen diese Situation sogar als größte Belastung bei der häuslichen Versorgung, vor allem wenn: „[…] die drei gleichzeitig geweint haben, Hunger gehabt haben, und die Kleine hat etwa eine ¾ Stunde gebraucht, um die Flasche zu trinken und die anderen haben dann in dieser Zeit geschrien" (Interview F, Z. 145).

In Bezug auf die stationäre Versorgung und Überleitung in das häusliche Umfeld werden fehlende Ansprechpartner, mangelnde Informationsweitergabe, z.T. fehlende Beratung und Anleitung sowie eine mangelnde Nachbetreuung als belastend empfunden. Darüber hinaus wird von einer Mutter die allgegenwärtige Defizitorientierung als besonders belastend empfunden.

„Ich find auch momentan das Schwierige, dass jeder einfach nur nach Fehlern sucht […] Der Aspekt der individuellen Entwicklung eines Kindes rückt in meinen Augen bei der ärztlichen Betreuung eines Frühgeborenen manchmal zu weit in den Hintergrund. Unser Kinderarzt macht es ganz toll. Der schaut sich das Kind an, ob es ihm gut geht, wächst es, gedeiht es…[auch bei Physiotherapie und im SPZ], da hat man immer das Gefühl, dass man nach Defiziten sucht. [Kind] muss immer irgendwelche Probleme haben oder bekommen und das wird permanent gesucht […] Das ärgert mich so sehr, weil man vergisst, was [Kind] denn alles schon leisten musste, obwohl [es] eigentlich noch gar nicht geboren werden sollte" (Interview D, Z. 63, 72, 82).

Während auf der organisatorischen Ebene vor allem die zahlreichen Termine die Alltagsplanung beeinflussen, werden unter dem sozialen Aspekt häufig negative Reaktionen wie Mitleid, Unverständnis und Ablehnung aus dem sozialen Umfeld beschrieben. Deshalb suchen viele Eltern den Austausch und Kontakt zu Müttern anderer Frühgeborenen. Doch leider beschreiben diese, dass es schwer war, Kontakt zu Eltern mit Frühgeborenen außerhalb der Klinik aufzubauen.

„Ich musste allerdings feststellen, dass man in diesen [Spielkreisen] keine Eltern von Frühgeborenen findet" (Interview I, Z. 241).

3.2 Unterstützende Faktoren

Als förderliche Faktoren werden auf der physischen Ebene vor allem ausreichend Schlaf und arbeitserleichternde Maßnahmen benannt, wie z.B. Stillen. Das Stillen wird meist nur als Methode zur Nahrungsaufnahme und Förderung der Mutter-Kind-Beziehung gesehen. Viele Mütter bevorzugen das Stillen jedoch aus Gründen der besseren Nahrungsverträglichkeit und schnellen Einsatzfähigkeit, da die Muttermilch weder hergestellt noch auf Trinktemperatur gebracht werden muss.

Für die emotionale Ebene sind unter anderem Aspekte der Alltagsbewältigung sehr wichtig. Es wurde z.B. mehrfach eine tiefe Freude über das Kind beschrieben, da einige Eltern von einem lang ersehnten Kinderwunsch, Komplikationen vorangegangener Schwangerschaften oder sogar Fehlgeburten berichteten. „Ganz klar gibt [Kind] mir die Kraft dazu. Ihn zu haben ist in Form einer Lebensbejahung" (Interview E, Z. 271). „Man hat uns ja damals gesagt, dass wir durch die Myome in der Gebärmutter wahrscheinlich nie Kinder bekommen können. Und wir haben auch nie mit einem Kind gerechnet und jetzt geben wir es nicht mehr her" (Interview A, Z. 239). Eine andere Mutter beschreibt sich aus diesen Gründen wie folgt: „[…] ich bin so eine Art Übermama und liebe meine Kinder und ich liebe es, einfach Mutter zu sein…[da]…ich so gern Kinder haben wollte und solange dachte, das wird nichts…" (Interview G, Z. 184, 316).

Unterstützend für die Bewältigung zukünftiger Probleme werden jedoch auch Schutzmechanismen wie Verdrängung, Verleugnung und positives Denken, aber auch ein gesellschaftlicher Rückzug der Familie beschrieben. „Wir sind halt auch jemand, die ziehen sich erstmal zurück. Wir müssen das doch auch erst mal verarbeiten" (Interview A, Z. 281). Die Eltern eines gesundheitlich stark beeinträchtigten Kindes beschreiben diesbezüglich widersprüchliches Verhalten. Während der Vater von Verdrängung spricht „[…] weil man ja weiß, wie riskant das ist, Operation am offenen Herzen, Herz-Lungen-Maschine, Wiederbelebung […]", verleugnet die Mutter eher die Gedanken daran und sagt: „[…] ich bin sehr froh, dass ich nicht so viel davon verstehe. Ich will mir auch gar keine Gedanken darüber machen. Ich bin einfach positiv […]" (Interview J, Z. 417, 420).

Andererseits helfen den Eltern oft auch anerkennende Worte aus dem Familien- und Freundeskreis sowie Beobachtungen von Entwicklungsfortschritten der Kinder.

Bezüglich der stationären Überleitung in die häusliche Versorgung empfanden die Eltern die Förderung der Eltern-Kind-Beziehung in Form von Känguruhen und der Möglichkeit zu Rooming in besonders wertvoll. Förderlich empfanden viele Eltern auch den Zuspruch durch andere Eltern oder Pflegepersonen sowie einige Möglichkeiten, um über bisher Erlebtes zu sprechen und damit verarbeiten zu können „[…] und sonst wurden uns Selbsthilfegruppen oder so genannt. Da gab es ja auch überall die Broschüren und wenn man da noch mehr Bedarf hat, war da noch die Frühgeborenen-Sprechstunde und Frühgeborenen-Kaffee, wo man sich regelmäßig treffen konnte, [...] Im Prinzip hätte man schon Ansprechpartner gehabt [und] bei schlimmeren Fällen haben sie dann auch den Sozialdienst gehabt, dass man dann überlegt, welche Lösung es da gibt" (Interview B, Z. 97).
Einer anderen Mutter half der Zuspruch von ehrenamtlichen Mitarbeitern, die innerhalb der Klinik als „grüne Damen" bezeichnet werden. „Was mir geholfen hatte, war damals eine nette Dame. Und die hat zu mir einfach gesagt: ´sie machen das toll mit ihrem Kind. Sie machen das richtig toll`. Und das war das erste Mal, dass ich so etwas gehört hatte. Und da habe ich gedacht, O.K. das schaffst du auch" (Interview I, Z. 221).
Andere Eltern beschrieben den Kontakt betroffener Eltern untereinander als unterstützend und emotional aufbauend, der häufig in der Teeküche oder dem Stillzimmer zustande kommt. „Der Kontakt zwischen den Eltern wurde zwar nicht gefördert, aber war durch dieses Räumchen dann automatisch da und es war gut, dass dieses Räumchen existiert, denn es gibt die Möglichkeit, mit anderen Eltern ins Gespräch zu kommen. Wir hatten ja wirklich gerade am Anfang fast jeden Tag schlechte Nachrichten bekommen, jeden Tag was Neues. Man hat es einfach nicht ausgehalten, jeden Tag am Inkubator zu stehen und immer wieder zu heulen" (Interview J, Z. 119).
Allerdings gab eine Mutter auch zu bedenken: „[…] wenn man als Elternteil im Krankenhaus ist, beschäftigt man sich eher mit dem Moment selbst, als mit Problemen, die eventuell danach auftreten könnten, so weit denkt man da noch nicht. Die ganzen Gedanken über sich selbst und die Verarbeitung kommt dann alles erst später, meist erst zu Hause" (Interview H, Z. 65).
Während einige Eltern die Ansprechpartner bezüglich spezieller Frühgeborenenproblematik sowie Anleitung, Beratung und Nachbetreuung wie bereits beschrieben eher mangelhaft empfanden, können andere Eltern die genannten Aspekte

positiv als gute Vorbereitung für die häusliche Versorgung festhalten. Diesbezügliche Zusammenhänge werden im Kapitel 4.2 diskutiert und damit Schlussfolgerungen für die Praxis aufgestellt.

Auf der sozialen Ebene wurde emotionaler Rückhalt in Form von Anteilnahme durch Familie und Nachbarn oder Verständnis von Freunden und Arbeitskollegen als positiv beschrieben. Ebenso halfen feste Tagesabläufe und Verhaltensregeln für die Kinder. „Aber [Kind 2] war Katastrophe, als es nach Hause gekommen ist, hat geschrien, geschrien, geschrien. Und dann wollte es in den Armen bleiben, wollte nicht im Bett bleiben. So habe ich zu meinem Mann gesagt, dass es nun Therapie bekommt. Ist es lieb, darf es rauskommen, schreit es, dann kommt es ins Bett. Und nach zwei Wochen hat es geklappt […] Manchmal habe ich auch geweint, als ich aus dem Kinderzimmer raus gegangen bin […] Ich hatte aber keine andere Wahl. Ich habe Angst gehabt, dass [Kind 1] genauso wird, dann schaffe ich das nicht und gehe kaputt und die [Kinder] sind alleine" (Interview C, Z. 30, 36). Als förderlich wurden von den befragten Eltern auch immer wieder soziale Kontakte und Austausch zu anderen Eltern mit ähnlichen Problemen beschrieben. Dies könnte ebenso die organisatorische Ebene positiv beeinflussen, da auf diesem Weg wertvolle Hinweise und Informationen für die Organisation des Lebensalltags mit dem Frühgeborenen weitergegeben werden.

Hilfreich für die Organisation des Tagesablaufs empfanden einige Eltern auch die individuelle Flexibilität und Anpassungsfähigkeit an das Kind.
„Wir lassen uns auch durch nichts stressen. Wenn etwas nicht zustande kommt durch sie [Kind], dann geht es halt auch nicht. Das ist für uns dann kein Stress, denn die Freiheit fängt im Kopf an. Bei anderen Leuten gibt es vielleicht extreme Einschränkungen, aber wir können z.B. auch abends […] einkaufen. Wir sind halt extrem flexibel" (Interview A, Z. 380).

3.3 Zusammenfassung der Ergebnisse

Als Anliegen dieses Forschungsprojektes zum Erleben der häuslichen Versorgung von Eltern Frühgeborener kann zunächst festgestellt werden, dass sowohl die Belastungen als auch die Unterstützungsmöglichkeiten für die Eltern kurz nach der Krankenhausentlassung sehr vielfältig sind.

Die Belastungen auf emotionaler Ebene spielen dabei eine besonders große Rolle und zeigen demzufolge einen großen Unterstützungsbedarf auf, der zu Veränderungen in der Pflege- und Versorgungspraxis führen sollte. Dazu können unter anderem die benannten unterstützenden Aspekte verwendet werden, die Hinweise dafür liefern, was viele Eltern als unterstützend im Alltag mit einem Frühgeborenen empfinden. In der folgenden Abbildung werden die genannten Aspekte zum besseren Verständnis nochmals tabellarisch dargestellt.

	Belastende Aspekte	Unterstützende Aspekte
Physische Ebene	Müdigkeit, Abgespanntheit, Grippeanfälligkeit	Stillen als Arbeitserleichterung
Emotionale Ebene	Gefühl, alleingelassen zu sein und Gefühl, sich zerreißen zu müssen	tief empfundene Freude über das Kind
	Angst vor Komplikationen oder dem plötzlichen Säuglingstod	Schutzmechanismen (Verleugnung, Verdrängung, Rückzug)
	Ungewissheit bzgl. der weiteren Entwicklung des Kindes	Anerkennung, Wertschätzung
	Defizitorientierung	Beobachtung von Entwicklungsfortschritten
	mangelhafte klinische Überleitung (z.B. fehlende Ansprechpartner, geringe Informationsweitergabe, z.T. fehlende Beratung, Anleitung, mangelnde Nachbetreuung)	Förderung der Eltern-Kind-Beziehung durch Känguruhen und Rooming in, Zuspruch durch andere Eltern oder Fachpersonal, Angebote für Copingstrategien
Organisatorische Ebene	zahlreiche Termine mit dem Frühgeborenen	Flexibilität und Anpassung an das Kind bezüglich der Tagesorganisation
Soziale Ebene	Mitleid, Unverständnis, Ablehnung aus dem sozialen Umfeld	Rückhalt und Verständnis für die elterliche Situation seitens der Familie und des sozialen Umfeldes
	fehlender Austausch zu anderen Müttern mit Frühgeborenen	Austausch zu anderen Eltern mit Frühgeborenen
		feste Tagesabläufe und Verhaltensregeln

Abbildung 11: Tabellarische Darstellung exemplarisch benannter Ergebnisse

Im folgenden Kapitel werden nun die Ergebnisse vor dem theoretischen Hintergrund und unter Einbezug von Literatur miteinander in Beziehung gesetzt.

4 Diskussion der Ergebnisse

Wie die Ergebnisse der Datenauswertung aufzeigen, liegt der Schwerpunkt der elterlichen Belastungen auf der emotionalen Ebene. Zu berücksichtigen ist dabei, dass die Ergebnisse sowohl auf Basis direkter Aussagen der Studienteilnehmer als auch auf interpretativen Schlussfolgerungen aus dem Material basieren.

Im Folgenden werden nochmals konkret Schlussfolgerungen aus den Einzelfallanalysen sowie der generalisierenden Analyse dargestellt, die zu einer Diskussion und Verbesserung im Entlassungsmanagement und Pflege-Überleitung führen sollten.

4.1 Schlussfolgerungen zu den Einzelfallanalysen

In Bezug auf mögliche Konzepte der Vernetzung stationärer und häuslicher Versorgung sollen folgende Beispiele als Empfehlung für eine gute Vorbereitung auf den Alltag mit einem Frühgeborenen nach der Entlassung aus dem Perinatalzentrum dienen. Zu beachten ist dabei, dass die Empfehlungen sich explizit auf die Interviewteilnehmer beziehen und somit ausschließlich für die im Kapitel 2.5.4 dargestellte Stichprobe formuliert werden kann.

Die Familie A wirkte zwar sehr sensibel auf alle Umgebungsfaktoren, schien aber in sich selbst stark und sicher verankert zu sein, so dass die Familienstruktur als stabil anzusehen ist. Die Familienmitglieder können seit der Entlassung keine größeren Probleme und Belastungen beschreiben, sind sozial gut eingebunden, sofern sie das zulassen und können auch keine gesundheitlichen Probleme oder Belastungen beim Kind benennen. Aufgrund der auffallenden Sensibilität und Unsicherheit der Eltern, die einen größeren Beratungs- und Betreuungsbedarf vor allem ärztlicherseits, aber auch pflegerischerseits (z.B. weiterführende Ernährungsberatung) sowie psychologische Unterstützung im stationären Krankenhausalltag scheinbar gebraucht hätten, ist eine Verbesserung des Entlassungsmanagements in diesem Sinne anzuraten, um Anfangsschwierigkeiten und Unsicherheiten zu minimieren. Deutlich wird dies in der folgenden Aussage: „Was wir gebraucht hätten, wären vielleicht so Entwicklungsprognosen gewesen. Was kommt auf unser

Kind vielleicht in den nächsten zwei Monaten zu oder wie sieht eine Förderung bei dem Kind aus. […] Seelsorge gab es leider auch keine.
Für eine Frau ist das ja ziemlich schlimm. Das Kind wurde ihr genommen, sie konnte es nicht halten, jetzt kam das mit dem Stillen noch dazu. Da ist keiner auf die Idee gekommen, mal mit ihr zu reden. Sie war in der Zeit ziemlich fertig gewesen" (Interview A; Z. 134).
Dahingegen schienen die vorbereitenden Maßnahmen zur Entlassung von Familie B adäquat gewählt, da das Kind einen sehr guten Entwicklungsstatus zeigte, kaum Belastungen in der nachstationären Zeit auftraten und das Kind scheinbar sehr gut in den neuen Familienalltag integriert wird.

In Ergänzung zu einer guten Entlassungsvorbereitung hätte Familie C allerdings von einer gezielten Pflege-Überleitung profitiert. Viele Belastungen durch die anfängliche Zwillingsproblematik hätten z.B. mit einer gut organisierten Unterstützung bei der Versorgung der Kinder minimiert werden können, wie durch folgende Aussage belegt wird: „[Der Tagesablauf] war unglaublich. Es gab kein Frühstück, kein Mittag, kein Abendbrot. Mein Mann hat mir zwischendurch immer mal was geschmiert, ich hatte keine Zeit" (Interview C, Z. 158).
Andererseits ist Familie D durch die hohe Kompetenz der Eltern und die scheinbar gute Entlassungsvorbereitung im Krankenhaus mit der häuslichen Versorgung des Kindes trotz Monitor und Sauerstoffpflicht gut zurecht-gekommen. „Ich bin keine ängstliche Person. Ich wollte ihn auch nach Hause haben, meinetwegen dann auch mit Sauerstoff, […] wir waren ja auch gut vorbereitet. Der Kinderarzt war informiert, ich hatte seine Handynummer und konnte jederzeit [Wochenende und Feiertage] anrufen wenn irgendwas ist. Es war gut [zu] wissen an wen wir uns wenden konnten. Auch die Ärzte in der Klinik haben gesagt, dass wir jederzeit kommen können, sie sind […] erreichbar" (Interview D, Z. 158). Eine gute Organisation wichtiger Ansprechpartner hat den Eltern für die häusliche Versorgung ausgereicht, ohne auf externe Hilfsdienste zurückgreifen zu müssen. In diesem Fall waren adäquate Ansprechpartner und Beratung im Sinne einer weiterführenden Pflege-Überleitung zielgerichteter für die Erhaltung der Selbstregulation der Familie als eine teilweise kompensierende und kontinuierlich begleitende Nachsorge.

Aufgrund der Eifersuchts- und Trennungsproblematik des größeren Geschwisterkindes ist für Familie G ebenso eine gut organisierte Pflege-Überleitung im Sinne der Familienorientierung angezeigt. Darüber hinaus sollte diese Überleitung aufsuchend in gewissen Zeitabständen hinsichtlich verschiedener Erziehungsfragen und psychologischem Beistand bei der Verarbeitung der Erlebnisse von Mutter und Kind erfolgen. Somit können aktuelle Belastungsspitzen weiter beobachtet werden, um im Bedarfsfall früh mittels gezielter Nachsorge intervenieren zu können. Derzeit sollte jedoch von einer kontinuierlichen Begleitung der Familie Abstand genommen werden, um der Individuation und Handlungsfähigkeit der Mutter nicht entgegenzuwirken.

Gesundheitliche Probleme von Mutter und Kind nach der Entlassung der Familie H sowie große Unsicherheit und Unzufriedenheit mit den Entlassungsvorbereitungen, was durch die Aussage: „[…] daher fühlte ich mich recht wenig vorbereitet auf zu Hause" (Interview H, Z. 40) deutlich wird, sprechen ebenfalls für eine gezielte Pflege-Überleitung. Empfehlenswert sind dabei Fachkräfte, die spezielle Kenntnisse der Frühgeborenenproblematik haben, wie z.B. eine von der Klinik oder der Gemeinde gestellten Familienhebamme bzw. Kinderkrankenschwester, die die Mutter bei der Kinderversorgung unterstützt und berät. Eine langfristige Nachsorge ist in diesem Fall allerdings nicht indiziert, da sich viele Probleme durch die mütterliche Genesung und gute Kindesentwicklung aufgelöst haben.

Dahingegen halfen Familie E die kontinuierliche Betreuung durch die Hebamme, adäquate Ansprechpartner sowie ein gutes soziales Umfeld, um die Unsicherheit und Ängstlichkeit der allein erziehenden Mutter überwinden zu können. „Also ich fand die [Entlassungsvorbereitungen] schon sehr hilfreich, gut und auch ausreichend, vor allem da ich im Nachhinein noch mal eine Hebamme hatte […] Zum Glück war es auch möglich, dass [sie] sogar noch 14-Mal kommen konnte, […] aber aufgrund der Unsicherheit, die ich anfänglich hatte, hat es mir sehr viel geholfen, dass immer mal jemand nach uns geschaut hatte, […] ich konnte auch zwischendurch immer anrufen, wenn was gewesen wäre" (Interview E, Z. 101). Somit wurde das Selbstbewusstsein der Mutter gefördert und damit die Handlungsfähigkeit erhöht, bis das Familiensystem wieder im Gleichgewicht erschien, was als Ziel einer individuellen Nachsorge angestrebt wird. Hierbei sollte ein Hauptansprechpartner ausgewählt werden, der entweder extern in die Überleitungsmaßnahmen der Klinik integriert wird oder von der Klinik selbst gestellt wird, spezielle Fachkenntnisse von Frühgeborenen hat und mit einem psychologischen Hintergrund die emotionale Nachbetreuung der Eltern übernehmen kann.

Aufgrund der extremen Anfangsschwierigkeiten und Folgekomplikationen bei Mutter und Kind hätte für die Familie I eine gezielte Nachsorge ebenfalls viele Probleme und Belastungen mildern oder beseitigen können. Die quasi allein erziehende Mutter schilderte: „Zwischendurch lagen natürlich meine Nerven blank, das Kind ist noch mal operiert worden, obwohl er sein eigentliches Geburtsalter noch gar nicht erreicht hatte. Das war sehr schlimm für mich. Schlimm war auch, dass ich noch mal richtig krank wurde nach meiner Operation mit den Unterleibskrämpfen" (Interview I, Z. 231). Erschwerend kamen die anfänglich große Unsicherheit der Mutter und die als ungenügend empfundenen Entlassungsvorbereitungen hinzu, die mit einer gezielten Begleitung und Beratung bei den Anpassungsschwierigkeiten des Kindes ans häusliche Umfeld sowie bei verschiedenen Ernährungsfragen über die Anfangsschwierigkeiten hinweg-geholfen hätten.

Eine kontinuierliche, sozialmedizinische Nachsorge ist ebenfalls bei Familie F aufgrund der schwerwiegenden Gesundheitsprobleme des jüngsten Kindes und der extremen Belastungen aus der Drillingsproblematik indiziert, da sich die Familie nach der Auswertung der Familiensituation entsprechend der Theorie des systemischen Gleichgewichtes nach Friedemann nicht selbst aus den schlechten sozialen Verhältnissen befreien kann. Weitere Folgeprobleme sind unbedingt zu verhindern und die Familienstabilität sollte langfristig sozialmedizinisch und psychologisch unterstützt werden. Sinnvoll ist hier ebenfalls ein Hauptansprechpartner, der die Immigrantenfamilie auch bei Behördengängen begleiten kann.

Auch Familie J bedarf einer kontinuierlichen Begleitung und emotionalem Beistand, da sie nicht auf ein unterstützendes soziales Netzwerk in unmittelbarer Umgebung zurückgreifen kann. Die Eltern beschreiben zahlreiche Belastungen in der anfänglichen Zwillingsproblematik, die sich zukünftig aufgrund der genetischen Erkrankung eines Kindes aber noch verschärfen können. Außerdem befürchten die Eltern gewisse Situationen schon im Vorfeld nicht aushalten zu können, was als Hilferuf verstanden werden könnte. „Meine größte Sorge ist einfach, wenn bei der Operation etwas schief geht. Ich weiß, wie viel schief gehen kann […], was ich glaube nicht aushalten könnte" (Interview J, Z. 409). Somit ist eine sozialmedizinische Nachsorge zu empfehlen, mit der die gesundheitliche Entwicklung der Kinder begleitet und die Eltern psychologisch betreut werden können.

Darüber hinaus sollen Ansprechpartner und Informationen über die genetische Erkrankung vermittelt oder evtl. eine Geschwisterbetreuung in Notsituationen organisiert werden, was für die Mutter derzeit das größte Problem darstellt.

Im Vergleich der vorliegenden Empfehlungen gegenüber den Auswirkungen individueller Nachsorge ist festzuhalten, dass sozialmedizinische Nachsorge psychologische Belastungen der ganzen Familie abfangen kann und die Entfremdung vom Kind verhindert. Mit einer individuellen Beratung und Begleitung in gesundheitlichen, erzieherischen und sozialpsychologischen Fragen kann sie den Eltern zu Dankbarkeit, Freude, Glück mit dem Kind verhelfen (Bruns-Neumann, 2006). Allerdings sollte die Notwendigkeit und Intensität der Betreuung stets reflektiert werden, um kein Abhängigkeitsverhältnis entstehen zu lassen und damit der Individuation und Selbstregulationsfähigkeit der Familien entgegenzuwirken. Oft helfen auch schon ein gutes Entlassungsmanagement und gezielte Pflege-Überleitungsmaßnahmen mit einem konkreten Ansprechpartner, um die Kompetenz und Handlungsfähigkeit der Eltern im Alltag mit ihrem Kind zu erhöhen.

4.2 Schlussfolgerungen der generalisierten Analyse

Nach der im Kapitel 2.5.4 beschriebenen Datenanalyse lassen sich die folgenden Aspekte belastender und unterstützender Faktoren in Bezug auf den Lebensalltag mit einem Frühgeborenen kurz nach der Krankenhausentlassung in den drei oben beschriebenen Konzepten darstellen, die jeweils übergreifend statt voneinander getrennt zu betrachten sind (vgl. Abbildung 3 im Kapitel. 1.2.2.).

Diesbezüglich wurde für entsprechende Schlussfolgerungen der Analyse eine themenorientierte Darstellung in Bezug zur Forschungsfrage gewählt, die die förderlichen und belastenden Aspekte der Eltern von Frühgeborenen innerhalb der drei benannten Managementkonzepte darstellt.

Beispielhaft für die Ebene des Entlassungsmanagements beschreiben die Eltern fehlende Ansprechpartner bei Problemen und Sorgen sowie mangelnden psychologischen Beistand verschiedener Berufsgruppen, was durch folgende Aussage belegt werden kann: „Klar gibt es immer Tage, wo mal keine Zeit ist, aber es hat ja nie jemand mal Zeit gehabt, auf Dich zuzugehen. Andere Eltern hatten da auch arge Probleme, aber eine Seelsorge […] da ist niemand, wo man Hilfe bekommen kann" (Interview A, Z. 148). Auch eine mangelhafte Informationsweitergabe ärztlicherseits mussten viele Eltern bemängeln. „[…] man muss es sich halt immer einmahnen, so dass die Eltern, die nicht so forsch sind, auch nicht so viel mitbekommen nach dem Prinzip: `wer viel fragt, der auch viele erfährt´" (Interview H, Z. 46). Andere Eltern beschrieben diesbezüglich eine Situation „ […] mit dem Röntgenbild. Da haben [die Ärzte] was besprochen, bis wir mitgekriegt haben, dass das doch unser Kind ist. Und wenn du dann gefragt hast, da wurde gesagt, dass erzählt ihnen dann die Schwester so und so. Auch wenn man gesagt hat, dass würden wir gern von Ihnen hören, da gehen die dann einfach weiter" (Interview A, Z. 197). Hinzuzufügen ist die fehlende Anleitung und Nachbetreuung über die Entlassung hinaus, wie folgend beschrieben wird: „Was ich auch toll gefunden hätte, wäre einfach noch mal ein Termin gewesen in der Uniklinik. Ich wusste zwar, dass ich jederzeit anrufen konnte, aber wenn jemand (die Kinderklinik) Interesse zeigt, wie geht es mit der Ernährung weiter, der Motorik, mit dem Schlafen, dem allgemeinen Verhalten […] hätte mir das geholfen […]. Diese Empfehlung nach zwei Jahren noch mal in die Frühgeborenensprechstunde zu kommen, ist mir aus der jetzigen Perspektive einfach viel zu spät. […], denn ins Sozialpädiatrische Zentrum darf ich ja auch nur, wenn mich meine Kinderärzte dorthin schicken" (Interview I, Z. 289).

Eine andere Mutter sagte diesbezüglich: „Es gab auch keine Empfehlung für zu Hause für die ersten zwei Monate. Man hat das Kind so mitbekommen, wie es war, und […] dann muss man halt gucken, wie man klar kommt. Du hast ja nicht mal Adressen oder so was bekommen" (Interview A, Z. 239).

Unterstützend sind allerdings die zahlreichen Informationsmöglichkeiten, wie Buchempfehlungen, Prospekte, Flyer von Organisationen und Selbsthilfegruppen und spezielle Kurse, zu erwähnen, die das Selbstmanagement und die Handlungskompetenz der Eltern erhöhen können. Allerdings müssen viele Eltern auch auf diese Angebote direkt hingewiesen werden, denn an einer aufgestellten Pinnwand werden sie meist nicht wahrgenommen, wie eine Mutter konkret formulierte: „Man müsste wirklich die Eltern ansprechen bei der Entlassung […]. Ich weiß, dass das Pflegepersonal viel zu tun hat, aber diese Aushänge sind nur Papier und Papier ist geduldig. Die Eltern denken in der Situation an andere Sachen, aber gerade so zum Abschluss denken viele dann doch darüber hinaus,… wie geht es dann weiter…." (Interview I, Z. 378).

Mut und Zuspruch durch das Fachpersonal oder auch unabhängige Klinikmitarbeiter, wie die „Grünen Damen", sowie die zahlreichen Maßnahmen zur Förderung der Eltern-Kind-Beziehung werden ebenfalls förderlich erlebt und sollten intensiviert und transparent gemacht werden. Empfehlenswert sind die in der Literatur beschriebenen Empowerment-Programme für Eltern, bei denen diese schon zu Beginn des stationären Aufenthaltes und Intensivtherapie gezielte Informationen über das Erscheinungsbild und charakteristische Verhaltensweisen von Frühgeborenen erhalten. Entsprechend den Studienergebnissen nach Melnyk et al. wirken diese Programme positiv auf die seelische Verfassung der Eltern, fördern die Eltern-Kind-Beziehung und reduzieren den stationären Aufenthalt (Melnyk et al., 2006).

Für die Ebene der Pflegeüberleitung wird exemplarisch die permanente Angst vor weiteren Komplikationen, wenig soziale Kontakte zu anderen Müttern oder anderen frühgeborenen Kindern beschrieben. Immer wieder berichteten die Eltern von Angst, „[…] wenn doch noch Probleme auftreten, da er ja ein Frühgeborenes ist oder man zu Hause dann doch nicht alles in den Griff kriegt" (Interview B, Z. 129). In der Literatur wird diesbezüglich von „buddy programs" berichtet, bei denen Eltern älterer Frühgeborener den jetzt verunsicherten und ängstlichen Eltern Ratschläge, emotionale Unterstützung und damit auch mehr soziale Kontakte anbieten. Nach Preyde & Ardal (2003) zeigen diese Eltern dann weniger Stresssymptome und geben weniger Ängste und Depressionen an, als Eltern, die diese Unterstützung nicht erhielten (vgl. Bakewell-Sachs; Gennaro, 2004).

Um Probleme mit Behörden zu umgehen bzw. finanzielle Unterstützung zu beantragen, sollten die Eltern vermehrt Hilfe bei dem Sozialdienst finden, denn viele Eltern gaben das zu diesem Zeitpunkt als sehr belastend und verwirrend an. Eine andere Mutter meinte diesbezüglich kurz und prägnant: „Da war ich überfordert" (Interview A, Z. 354).

Da positives Denken und Akzeptanz der Situation nach Aussagen der Eltern förderlich für den Alltag mit dem Frühgeborenen wirken kann, sollten die Termine für psychologische Sprechstunden ausgeweitet oder die Rahmenbedingungen evaluiert werden, da viele Eltern diese Angebote nicht wahrnehmen konnten, wie folgend beschrieben wird: „Da wäre ich gern hingegangen. Da stand ein Aushang am schwarzen Brett der Station, aber ich erfuhr es zu spät, dass man sich da hätte eintragen müssen in eine Liste. Beim zweiten Mal habe ich gekänguruht. Da war mir mein Kind wichtiger. Und beim dritten Mal war ich leider schon entlassen, doch jetzt habe ich erfahren über den [Bundesverband „Das frühgeborene Kind"], dass ich auch jetzt noch zu diesen Treffen gehen kann und es wäre schön gewesen, wenn ich diese Information auch von den Schwestern bekommen hätte. Papier ist geduldig" (Interview I, Z. 128).

Eine weitere Alternative zur Prävention von Überlastungen der Eltern in dieser Zeit bietet die Vernetzung mit städtischen Präventionsprojekten, wie z.B. das Projekt „Frühe Hilfen" eines kommunalen Gesundheitsamtes.

Dabei werden Familien mit Kindern unter 3 Jahren nach dem Bremer Modell von ausgebildeten Familienhebammen und Kinderkrankenschwestern ein Jahr lang aufsuchend betreut und bei Problemen beratend begleitet (Oetken; Herdegen; Diel, 2005).

In letzter Instanz können Belastungen in Form des Gefühls, alleingelassen zu sein, sowie psychische und physische Belastungssymptome für die Ebene der Nachsorge beschrieben werden. Da gerade der Entlassungstag für viele Eltern mit großen Emotionen und Anstrengungen verbunden ist, sollten die Eltern übergreifend in die häusliche Versorgung begleitet werden. Diesbezüglich beschrieb eine quasi allein erziehende Mutter den Entlassungstag wie folgt: „Die Ärzte haben mir den Entlassungsbrief gegeben und dann noch einen Termin beim Kinderarzt ausgemacht, der leider erst 14 Tage später war, aber zum Glück hat die Hebamme gesagt, dass sie abends kommt. Doch leider musste sie in den Kreissaal. So dass ich doch alleine war und ich wusste nicht, was ich mit dem Kind machen sollte" (Interview I, Z. 178). Andererseits werden Aspekte der Anerkennung, Handlungsfähigkeit und Unterstützung bei der Kinderversorgung und im Haushalt als unterstützend beschrieben. Hier kann wiederum die Begleitung durch eine Familienhebamme oder Kinderkrankenschwester seitens der Klinik oder wohnortgebunden empfohlen werden, die kontinuierlich oder in gewissen Abständen, dem individuellen Unterstützungsbedarf angepasst, angeboten wird. Eine Mutter schlug diesbezüglich sogar direkt die nachstationäre Begleitung durch Hebammen vor, die auf die Frühgeborenenproblematik spezialisiert sind. „Warum bekommt man dann nicht gleich eine Hebamme, die auch nur Frühgeborene betreut? Das fände ich super, denn die versteht den Krankenhausalltag, kennt vielleicht auch schon das Kind, vielleicht hat sie es auch vorher schon gesehen, wie es sich entwickelt hat" (Interview H, Z. 115). Dies findet in der internationalen Literatur durch Dresden (1997) Bestätigung, indem es als hilfreich angesehen wird, wenn der ´Primary Care Provider` die Früh-geborenen und deren Familien noch vor der Entlassung im Krankenhaus besucht und nach Möglichkeit in die stationäre Entlassungsplanung eingebunden wird (vgl. Ritchie, 2002).

4.3 Zusammenfassung der Diskussion

Zusammenfassend kann festgehalten werden, dass dieses Buch zahlreiche Verbesserungsmöglichkeiten für das stationäre Entlassungsmanagement aufzeigt und die Notwendigkeit für individuelle und gezielte Pflegeüberleitungsmaßnahmen und Interventionen der Nachsorge beschreibt.

Erstens kann innerhalb aller drei Konzepte der Case Management (CM) – Ansatz empfohlen werden, wie im Folgenden begründet wird.

Bei der Datenanalyse war besonders auffällig, dass einige belastende Aspekte einer Familie, wie z.B. eine mangelhafte Beratung und Anleitung, andere Familien eher als unterstützend für die Vorbereitung auf den Lebensalltag mit dem Kind beschrieben haben, z.B. im Sinne einer umfangreichen, fachkundigen Anleitung. Während eine Mutter sagte: „Die Stillberatung habe ich gar nicht gesehen, keiner hat was gesagt oder mir Hilfe gegeben, keine Beratung, null" (Interview C, Z. 89), äußerte sich eine andere Frau sehr zufrieden mit Anleitung und Stillberatung durch das Pflegepersonal sowie den zahlreichen Tipps anderer Eltern zur Milchförderung (Interview B, Z. 28). Allerdings äußerte eine Mutter auch Bedenken hinsichtlich der Beratungskompetenz des Pflegepersonals: „Die Schwestern haben zwar forciert, dass die Kinder frühzeitig angelegt werden, damit sie ein Gefühl dafür bekommen, aber ich hatte den Eindruck, dass es da auch ein wenig an der Kompetenz der Kinderkrankenschwestern gemangelt hat, was die Stillberatung angeht" (Interview J, Z. 85). Daraus kann geschlussfolgert werden, dass den Eltern, die diese Aspekte als belastend empfanden, vielleicht bestimmte Unterstützungsmöglichkeiten verwehrt wurden bzw. sie keine Informationen darüber erhalten haben. Demzufolge ist anzunehmen, dass es bezüglich des Schnittstellenmanagements an einheitlicher Koordination und adäquaten Ansprechpartnern sowie der Transparenz spezieller Kompetenzen des Fachpersonals mangelt. Da die Versorgung im Sinne des Patienten und seiner Angehörigen aber sektoren- und berufsgruppenübergreifend stattfinden soll, ist somit für die Vernetzung der stationären und häuslichen Versorgung der CM - Ansatz innerhalb der im Kapitel 1.2 dargestellten Konzepte zu empfehlen.

Case Management im Gesundheitssystem wird in der Literatur als Steuerungs- und Strukturierungsprozess innerhalb der Patientenversorgung verstanden. Dieses fallorientierte und ganzheitliche CM - Konzept, welches eine verbesserte Versorgungsqualität bei optimaler Nutzung zur Verfügung stehender Ressourcen anstrebt, stellt einen potentiellen Ansatz der Integrierten Versorgung dar. Mittelpunkt dieses Konzeptes ist die Sicherung der Behandlungskontinuität und die anwaltschaftliche Funktion für den Patienten mittels adäquaten Schnittstellenmanagements. Im Sinne dieses CM – Ansatzes können Eltern früh-geborener Kinder in besonderen sozialen und gesundheitlichen Problemlagen systematisch unterstützt werden. Dabei wird Zugang zu Versorgungsleistungen ermöglicht, Ressourcen aufgedeckt und integriert sowie die Interessen gegenüber Dritten verteidigt. Ziel ist dabei, mit einer koordinierten Unterstützung das Selbstmanagement pflegender Angehöriger zu verbessern und somit neuen Herausforderungen besser begegnen zu können (Deutsches Institut für angewandte Pflegeforschung, 2005).

Zweitens wäre zur Reduktion zahlreicher Belastungen und Vermittlung unterstützender Hilfen sicherlich auch ein direktes, fallbezogenes CM speziell für die Entlassungsplanung von Frühgeborenen innerhalb des Pflege- oder Sozialdienstes vorteilhaft.

Eine dritte Alternative zur Verbesserung der häuslichen Situation von Eltern Frühgeborener kann mit der Entstehung eines Nachsorgezentrum im Sinne des Augsburger Nachsorgemodells empfohlen werden, welches, wissenschaftlich nachgewiesen, den Gesundheitseinrichtungen auch finanzielle Vorteile bringt, wie die ersten Ergebnisse der PRIMA - Studie[14] des Beta-Institutes aufgezeigt haben. Dieses familienorientierte Nachsorgemodell soll Versorgungsdefizite von Kind und Familie überwinden, da Familien mit hochrisikoerkrankten, chronischen oder von Behinderung bedrohten Kindern nach stationärer Betreuung meist mit vielschichtigen und schwerwiegenden Problemen auf sich gestellt sind. Die Nachsorge soll den reibungslosen Verlauf nachstationärer Versorgung sicherstellen, stationäre Folgeaufenthalte reduzieren und eine deutliche Verbesserung des Outcomes hinsichtlich der Lebensqualität von Kind und Eltern erzielen. Im Sinne des Em-

---

[14] http://www.beta-institut.de/download/prima-ergebnisse-abstract.pdf

powerments der Eltern wird das Problembewältigungsverhalten der Familie positiv beeinflusst (Wiedemann, 2005). Dabei soll keine zusätzliche Leistung etabliert werden, sondern bestehende Leistungsangebote zum Wohle des Patienten und seiner Familie vermittelt und vernetzt werden (Baur; Podeswik, 2006).

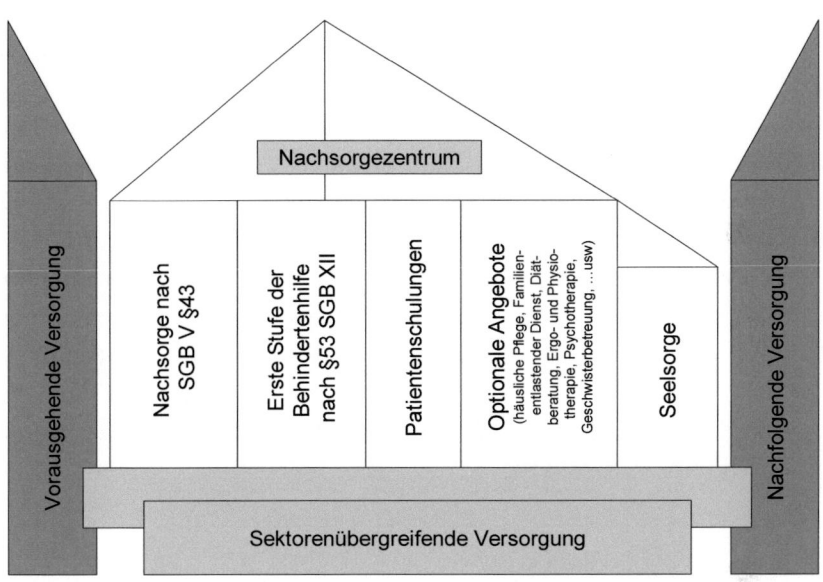

Abbildung 12: Modell eines Nachsorgezentrums (Baur; Podeswik, 2006)

Das Augsburger Nachsorgemodell „Bunter Kreis" ist eines der wenigen Nachsorgemodelle, die in Deutschland bekannt sind. Mit zunehmendem Maße ist die nationale Ausbreitung dieses Modells zu erkennen und von erfolgreichen Implementierungsmodellen verschiedener stationärer Einrichtungen zu lesen.[15]
Verwunderlich ist allerdings, dass dieses Modell trotz nachgewiesener Effektivität und Effizienz in den Studien der ANF[16] in Hessen noch nicht implementiert wurde, obwohl die Relevanz für Hessen hinsichtlich der Frühgeborenenrate laut sta-

---

[15] vgl. http://www.bunte-kreise.de/index.php?id=76
[16] Augsburger Nachsorgeforschung (ANF) des Beta-Instituts:
  http://www.beta-institut.de/fue_pn_nachsorgeforschung.php

tistischen Angaben nachgewiesen werden kann. Im Jahre 2006 wurden in Hessen 51404 Lebendgeborene registriert. Die Anzahl von 3546 Frühgeborenen unter 2500g entspricht somit einer Rate von 6,9 %.[17]

Unabhängig von den Managementkonzepten muss nochmals die Notwendigkeit der Familienorientierung innerhalb der individuellen und ganzheitlichen Pflege und Versorgung angesprochen werden. Sie soll anstelle der bisher verfolgten Defizitorientierung einen Perspektivwechsel der beteiligten Berufsgruppen zur Ressourcenorientierung von Kind und Familie anstreben. Stationär bedarf es dazu mehr Einfühlungsvermögen für die Situation der Eltern, die schreckliche Erlebnisse, sogar Existenzängste noch nicht verarbeiten konnten, aktuell Überlebensangst um ihr Kind haben und nach der Entlassung mit der permanenten Sorge um Entwicklungsverzögerungen und Verhaltensauffälligkeiten ihrer Kinder kämpfen müssen. Cotroneo et al. bestätigten diese Aussage und formulierten, dass die Familie als kleinste soziale Einheit großen Einfluss auf das Wohlergehen aller Familienmitglieder hat. Daher ist es sehr sinnvoll, familienorientierte Ansätze in der Prävention und Therapie der Pflege zu entwickeln bzw. zu aktivieren, um der heute z.T. immer noch existierenden punktuellen und segmentierten Versorgung mit unklaren Zuständigkeiten und zahlreichen Schnittstellenproblemen entgegenzusteuern (Cotroneo et al., 1999).

4.4 Reflexion der Methodik

Die hohe Relevanz des Themas und das persönliche Interesse der Forscherin bezüglich der Forschungsfrage gaben den Anlass dazu, die Studie sorgfältig zu planen und durchzuführen. Die beschriebenen Gütekriterien der methodischen Vorgehensweise wurden wohl überlegt eingesetzt und im Rahmen der persönlichen Fähigkeiten immer wieder reflektiert. Trotzdem muss jede Forschungsarbeit auf die Sinnhaftigkeit der Methoden und Erreichbarkeit der angestrebten Ziele hin überprüft werden. Allerdings können auch bestimmte Rahmenbedingungen innerhalb eines Forschungsprojektes die Untersuchung beeinflussen, wie z.B. die stark begrenzte Bearbeitungszeit, fehlende finanzielle Mittel und vor allem der fehlende Austausch und Diskussion im Forscherteam zur Überprüfung der gewählten Methoden und Ergebnisse.

---

[17] Statistisches Bundesamt (2007): Fachserientabelle 3.10.1 (unveröffentlicht)

Somit besteht im Kapitel Literaturrecherche z.B. die Gefahr, dass wichtige Literatur nicht identifiziert werden konnte, weil unter Umständen weitere Datenbanken anderer Fachgebiete hätten befragt werden sollen oder bei Sichtung von Referenzlisten aufgrund eines unrelevant erscheinenden Titels aus Zeitgründen nicht weiter nachrecherchiert wurde. Ebenso konnte die recherchierte und für relevant befundene Literatur keinen Bewertungskriterien unterzogen werden. Vielmehr wurde darauf Wert gelegt, so viel relevante Literatur wie möglich zu finden, da pflegerische Aspekte in der Pädiatrie immer noch sehr wenig wissenschaftlich erforscht sind.

Bezug nehmend auf Kapitel 2.2 wäre ein persönlicher Feldzugang unter Umständen vorteilhaft für die erste Kontaktaufnahme gewesen, hätte allerdings beeinflussend auf die Stichprobenauswahl bezüglich persönlicher Erwartungen der Forscherin wirken können. Entsprechend den beruflichen Vorerfahrungen der Forscherin und den Erkenntnissen aus der Literaturrecherche wurden die im Vorfeld entstandenen Erwartungen hinsichtlich hoch belasteter Eltern und schwer kranker Säuglinge mit schlechten Entwicklungsprognosen, technischer und multiprofessioneller Versorgung zu Hause nicht erfüllt, was einen Einfluss auf die Häufigkeit der Anpassung des Interviewleitfadens genommen hat. Allerdings ist diese Vorgehensweise im Sinne einer validen Erhebung empfehlenswert, um zu überprüfen, ob der Leitfaden in Abhängigkeit der Stichprobe auch das misst, was er messen soll.

Hinsichtlich der sofortigen Teilnahme und des hohen Interesses aller Befragten können positive Rückschlüsse auf die hohe Relevanz des Themas und die sorgfältige Planung, Durchführung der Studie unter Beachtung ethischer Richtlinien als weiteres Gütekriterium der Arbeit gezogen werden.

Weitere Überlegungen in Bezug auf den gewählten Zeitpunkt der Befragung müssen an dieser Stelle allerdings noch erwähnt werden. Da die Krankenhausentlassung z.T. schon bis zu fünf Monate zurück lag, ist anzunehmen, dass viele Erinnerungen schon wieder verblasst waren bzw. von anderen Ereignissen überdeckt wurden, so dass eine Befragung innerhalb der ersten Wochen nach Entlassung einerseits sicherlich sinnvoller gewesen wäre. Andererseits wurde dieser Befragungszeitpunkt bewusst gewählt, um den Eltern Zeit zu geben, sich über die erlebten Entlassungsvorbereitungen und ihr individuelles Empfinden ihres Alltags bewusst zu werden.

Bei der Datenerhebung wurde regelgeleitet in Anlehnung an Witzel vorgegangen. Während die Befragungsmethodik hinsichtlich der Wertung von Interviewaussagen sicherlich verbesserungspflichtig ist, wurden persönliche Reaktionen mittels methodischer Notizen der jeweiligen Postskripte bewusst gemacht und ermöglichten somit eine entsprechende Distanzierung, um unvoreingenommen die Daten bearbeiten zu können (Lo Biondo-Wood; Haber, 1996). Hinsichtlich der Kompetenz der Interviewerin ist zu vermerken, dass es kein richtiges Interviewverhalten gibt, da man sich abhängig vom Verlauf der Interviewsituation immer unterschiedlich verhalten muss und man sich somit erst „situative Kompetenz" aneignen muss (vgl. Siering; Staender; Bergner, 2002).

Die dargestellte Datenauswertungsmethode, angelehnt an Mayring mit diversen Modifikationen auf den Forschungsgegenstand, erwies sich als geeignetes Analyseinstrument, mit dem immer wieder der Bezug zur Forschungsfrage, zum theoretischen Hintergrund und die Einbindung einer Pflegetheorie ermöglicht wurde und somit die Theoriegeleitetheit als weiteres Gütekriterium benannt werden kann.

Aufgrund der Zunahme der Bedeutung qualitativer Forschungsansätze fordert Prakke bei der Suche nach der Identität der Pflege eher eine induktive Vorgehensweise (Prakke, Wurster 1999). Mit der Methodentriangulation innerhalb der Analyse konnte diesem Vorgehen entsprochen werden, da eine Triangulation der Auswertungstechnik mittels deduktiver und induktiver Kategorienbildung angestrebt wurde. Somit konnte einerseits empirische Literatur mit eigenen Aussagen bestätigt und andererseits neue Erkenntnisse als Vorteil der induktiven Vorgehensweise aufgedeckt werden. Obwohl auf die Triangulation unterschiedlicher Interpreten verzichtet werden musste, kann man bei der Auswertung eine Triangulation der im Kapitel 1 beschriebenen Theorieansätze finden, was die Qualität der Forschung durch die Verbindung mehrerer Analysegänge erhöht (vgl. Mayring, 2002).

Auf eine Generalisierung der Ergebnisse im Bereich Kinder- und Gesundheitspflege wird aufgrund der spezifischen und individuellen entwicklungs-bedingten Bedürfnisse der Frühgeborenen Abstand genommen. Allerdings können bestimmte Aspekte auf ähnliche Populationen in vergleichbaren Settings übertragen werden, sofern sich die sozialen Rahmenbedingungen der Umgebung wenig unterscheiden. Angesichts der erhaltenen Ergebnisse muss betont werden, dass die subjektiv empfundenen Aussagen der Befragten ebenfalls eine individuelle Gewichtung der Problematik darstellen und daher auch nicht verallgemeinert werden können. Zu ergänzen ist hierbei, dass es Ziel war, eine möglichst große Breite von belastenden und förderlichen Aspekten in Erfahrung zu bringen und keine Häufigkeiten für einen bestimmten Aspekt schlussfolgern zu können. Außerdem ist die Repräsentativität durch die geringe Stichprobenzahl zusätzlich limitiert und kann keine Schlussfolgerungen auf bestimmte Merkmale der Stichprobe liefern, die in Kapitel 0 zur Veranschaulichung dargestellt wurde.

Abschließend müssen aufgrund benannter Grenzen auch einige Gütekriterien dieser Forschungsarbeit kritisch reflektiert werden. Die Glaubwürdigkeit der Ergebnisse nach Lincoln & Guba kann positiv durch die angestrebte Offenheit für Einflüsse aus dem empirischen Feld und durch die detaillierte Aufzeichnung der Interviews hervorgehoben werden, die durch die vorliegenden Verschriftlichungen als bedeutendste Strategie der Credibility nachvollziehbar sind (vgl. Prakke; Wurster, 1999). Allerdings sollte die Auswertungsphase z.T. durch Interpretationen der Ergebnisse kritisch betrachtet werden. Die Interpretation könnte somit durch die persönliche Deutungskompetenz und Erfahrung des Forschers sowie durch verschiedene Eindrücke während der Interviewsituation beeinflusst werden. Dagegen kann argumentiert werden, dass ein Großteil der befragten Eltern in ihren Interviewaussagen konkrete Schlussfolgerungen für ihren Fall selbst formuliert haben, die dann innerhalb der induktiven Kodierung nur noch zusammengefasst wurden. Hinzuzufügen ist die Belegbarkeit der Ergebnisse mittels zitierter Interviewaussagen und die Nachvollziehbarkeit durch die dargestellten Auswertungsschritte und den systematischen Auswertungstabellen. Dabei wurde regel- und theoriegeleitet nach Mayring und Friedemann vorgegangen. Obwohl die bereits benannte Verfahrensdokumentation durch die detailliert beschriebene Methodik nachvollzogen werden kann (Mayer, 2002), konnte die Folgerichtigkeit der Datenauswertung und deren Schlussfolgerungen für die Praxis innerhalb der Untersuchung nicht mit der Auswertung eines zweiten Forschers überprüft werden, so dass Folgefehler durch die aufeinander aufbauenden Auswertungsschritte möglich sind. Allerdings sollte vermerkt werden, dass es nach Wolcott (1990) bei der Beurteilung der methodischen Vorgehensweise um Verständnis gehen sollte (vgl. Prakke; Wurster, 1999). Die Studie wurde genau geplant, überlegt durchgeführt und immer wieder reflektiert, so dass die Verstehbarkeit als oberstes Kriterium nach Wolcott (1990) hier hinzugefügt werden sollte.

5 Resümee und Ausblick

Vor dem aktuellen Hintergrund der Diskussion zur Veränderung des Gesundheitssystems wird der Ruf nach strukturierter, multidisziplinärer Vernetzung der verschiedenen Versorgungsbereiche immer wichtiger. Ziel der Arbeit ist es, Diskussionen im Bereich Pflegeforschung in der Pädiatrie und innerhalb verschiedener Konzepte der Integrierten Versorgung anzuregen. Darüber hinaus soll der aufgezeigte Unterstützungsbedarf, dem die Eltern ihre eigene Gewichtung gegeben haben, die Notwendigkeit für eine individuelle und fachkompetente Begleitung über die stationäre Versorgung hinaus belegen. Dazu bedarf es der Entwicklung oder Evaluation neuerer Konzepte im häuslichen Bereich, wie z.B. der Familien- und Gesundheitsschwester der Gemeinde oder einer Familienhebamme. Diese Aussage wird durch die Forderung nach sinnvoller Unterstützung der Familien beispielsweise durch regelhafte, mehrwöchige und intensive Betreuung junger Säuglinge und deren Eltern belegt, die schon vielerorts durch präventive Hausbesuche von Hebammen durchgeführt werden. Allerdings sollten diese Angebote ausgeweitet werden (Jorch, 2008). Aber auch im stationär-ambulanten Bereich sollten bereits bestehende Nachsorgekonzepte oder die Notwendigkeit von Nachsorgezentren überprüft werden, da die Aufgaben der Nachsorge, wie pflegerische Leistungen, Anleitung, Beratung und Unterstützung der Angehörigen sowie die Überleitung von Patienten unter multidisziplinärer Zusammenarbeit beteiligter Berufsgruppen, bereits im Krankenpflegegesetz 2003 ansatzweise beschrieben sind (BMG, 2003). Durch den umfangreichen Wandel unseres Gesundheitssystems sollten allerdings die Gesetze der Pflegeberufe, die Rahmenlehrpläne der Bundesländer und Weiterbildungsmaßnahmen auf ihre Aktualität hin geprüft und auf Veränderungen hin angepasst werden. Ein Beispiel dafür bietet die Betreuung schwer kranker Kinder im Sinne der familienorientierten Pflege. Hier verschiebt sich entsprechend Friedemann das pflegerische Handlungsfeld in einen Interaktionsbereich, bei dem der Beziehungsaufbau und die Aufrechterhaltung des Gleichgewichts der Familie besonders wichtig sind (Porz; Podeswik; Erhardt, 2005).
Demzufolge sollten weitere Forschungsarbeiten den Perspektivwechsel der Gesellschaft von der Defizitorientierung des erkrankten Kindes zu der individuellen Situation und den Ressourcen der betroffenen Familien weiterhin forcieren. Der

gewählte qualitative Ansatz wäre ebenfalls empfehlenswert für eine Untersuchung zum Erleben der häuslichen Versorgung von chronisch kranken Kindern. Das Erleben der häuslichen Versorgung durch Alleinerziehende und quasi allein erziehende Mütter, deren Männer beruflich sehr viel unterwegs sind, ruft in diesem Zusammenhang sicherlich weitere wichtige Aspekte hervor, da in unserer heutigen Gesellschaft viele Familien durch die Berufstätigkeit des Ehemannes oft wochenlang getrennt leben. Daraus ergibt sich für die zukünftige Pflegepraxis im Bereich Neonatologie großer Handlungsbedarf, der einerseits Anlass gibt, bestehende Strukturen wie das derzeitige Entlassungsmanagement der Versorgungseinrichtungen zu überprüfen, andererseits die Empfehlung aufgreift, den pflegerischen Fokus auch auf Pflege-Überleitungsmodelle und Modelle der Nachsorge über den stationären Sektor hinaus zu lenken. Als Basis der Versorgung, Unterstützung und Anleitung von Eltern Frühgeborener liegt der vorliegenden Studie entsprechend der familien-orientierte CM - Ansatz mit einer berufsgruppen- und sektorenübergreifenden Perspektive im Sinne der Integrierten Versorgung sehr nahe.

Literaturverzeichnis

Amato-Bowden, Catherine:
Neonatal Follow-Up Care. Implications for Home Health Care. In:
Home Health Care Management & Practice, SAGE Publications, 1997, Vol. 9 (3), S. 52-62

Bakewell-Sachs, Susan; Gennaro, Susan:
Parenting the Post-NICU Premature infant. In:
MCN – The American Journal of Maternal/Child Nursing, 2004, Vol. 29 (6), S. 398-403

Baur, Waltraud; Podeswik, Andreas:
Case Management in der Pädiatrie – Nachsorge bei schwer und chronisch kranken Kindern und Jugendlichen. In:
Löcherbach, Peter; Wendt, Rainer (Hrsg.) (2006): Case Management in der Entwicklung. Stand und Perspektiven in der Praxis. Heidelberg, Economica-Verl.; MedizinRecht.de-Verl.

Beier, Jutta:
Editorial. Patienten- und familienorientierte Information und Beratung in der "Häuslichen Kinderkrankenpflege" in Deutschland. - ein Stiefkind pflegewissenschaftlicher Forschung. In:
Pflege, Huber-Verlag, 2003, H. 16, S. 63–65

Brandenburg, Hermann; Panfil, Eva-Maria.; Mayer, Herbert (2007):
Pflegewissenschaft II. Pflegeforschung. Huber-Verlag, Bern

Bruns-Neumann, Erdmut:
Das Erleben von Eltern nach der Frühgeburt ihres Kindes. In:
Pflege, Huber-Verlag, 2006, H. 19, S. 146–155

Bundesamt für Statistik (2007):
Fachserientabelle 3.10 und 3.10.1 (unveröffentlicht), Wiesbaden

Bundesamt für Statistik (2007):
Fachserientabelle 4.3 und 5.16 (unveröffentlicht), Wiesbaden

Cotroneo, Margaret; Zimmer, Michael; Zegelin-Abt, Angelika:
Vorschläge für das Gesundheitssystem der Zukunft. Familienorientierte Primary Health Care. In:
Pflege, Huber-Verlag, 1999, H. 12, S. 163–171

Deutsches Institut für angewandte Pflegeforschung e. V. (Hrsg.) (2005):
Überleitung und Case Management in der Pflege, Schlüter, Hannover

Deutsches Netzwerk für Qualitätsentwicklung in der Pflege (Hrsg.) (2002):
Expertenstandard Entlassungsmanagement in der Pflege. Osnabrück. Fachhochschule Osnabrück

Doyle, Lex W.; Ford, Geoffrey; Davis, Noni:
Health and hospitalisations after discharge in extremely low birth weight infants. In:
Seminars in Neonatology, Elsevier Science, 2003, Vol. 8 (2), S. 137-145

Dresden, S. M.:
A family medicine approach to the premature infant. In:
Journal of the American Board of Family Practice, 1997, (10), S. 117-124

Friedemann, Marie-Luise; Köhlen, Christina (Hrsg.) (2003):
Familien- und umweltbezogene Pflege. 2. Aufl., Huber-Verlag, Bern

Grundböck, Alice; Rappauer, Anita; Müller, Gerhard; Stricker, Susanne:
Ausgewählte Ergebnisse einer Evaluationsstudie über ein Wiener Modellprojekt: Entlassungsmanagement durch ambulante Pflegepersonen - Sicht der Patienten und Angehörigen. In:
Pflege, Huber-Verlag, 2005, H. 18, S. 121–127

Heinen, Norbert et al.:
Väter frühgeborener Kinder. In:
Kinderkrankenschwester, Schmidt-Römhild, 2002, Jg. 21, H. 2, S. 53–59

Jorch, Gerhard:
Die Versorgung eines Kindes ist nicht teilbar. In:
Health Care Journal, Braun Melsungen AG, 2008, H. 2, S. 10-12

Köhlen, Christina; Friedemann, Marie-Luise:
Überprüfung eines Familien-Assessment-Instruments auf der Grundlage der Theorie des systemischen Gleichgewichtes. In:
Pflege, Huber-Verlag, 2006, H. 19, S. 23–32

Köhlen, Christina (2003):
Häusliche Kinderkrankenpflege in Deutschland. Theorie und Praxis der Familienorientierten Pflege. V & R unipress GmbH, Universitätsverlag Rasch, Göttingen

Köhlen, Christina; Beier, Jutta; Danzer, Gerhard:
Ein Stückchen normales Leben. Eine qualitative Studie über die Gesundheitspflege bei chronisch kranken Kindern in der häuslichen Pflege. In:
Pflege, Huber-Verlag, 1999, H.12, S. 309-314

Lamnek, Siegfried (2005):
Qualitative Sozialforschung. Lehrbuch. 4. Auflage, Beltz Verlag, Weinheim und Basel

Lange, Bernward:
Imagination aus Sicht von Grundschulkindern.
Datenerhebung, Auswertung und Ertrag für die Schulpädagogik. In:
Mayring, Philipp; Gläser-Zikuda, Michaela (Hrsg.) (2005):
Die Praxis der Qualitativen Inhaltsanalyse. Beltz Verlag, Weinheim und Basel

Lo Biondo-Wood, Geri; Haber, Judith (1996):
Pflegeforschung. Methoden, kritische Einschätzung und Anwendung. Ullstein Mosby, Berlin, Wiesbaden

Mayer, Hanna (2002):
Einführung in die Pflegeforschung. Facultas Verlags- und Buchhandels AG, Wien

Mayring, Philipp (2002):
Einführung in die qualitative Sozialforschung. Eine Anleitung zu qualitativem Denken. 5. Auflage, Beltz Verlag, Weinheim und Basel

Mayring, Philipp (2007):
Qualitative Inhaltsanalyse – Grundlagen und Techniken. 9. Auflage, Beltz Verlag, Weinheim und Basel

Mayring, Philipp; Gläser-Zikuda, Michaela (Hrsg.) (2005):
Die Praxis der qualitativen Inhaltsanalyse. Beltz Verlag, Weinheim und Basel

Melnyk, Bernadette Mazurek et al.:
Reducing Premature Infants' Length of Stay and Improving Parents' Mental Health Outcomes With the Creating Opportunities for Parent Empowerment (COPE) Neonatal Intensive Care Unit Program. A Randomized, Controlled Trial. In:
Pediatrics, 2006, Vol. 118 (5), S. 1414-1427

McCourt, Maureen F.; Griffin, Colleen M.:
Comprehensive Primary Care Follow-up for Premature Infants. In:
Journal of Pediatric Health Care, 2000, (14), S. 270-279

Oetken, Frauke; Herdegen, Annelen; Diel, Marion:
Vorbildlich: Das Bremer Modell der Familienhebamme und Familienkinderkrankenschwester. In:
Kinderkrankenschwester, Schmidt-Römhild, 2005, Jg. 24, H. 9, S. 365-366

Podeswik, Andreas; Porz, Friedrich; Krull, Thorsten (2003):
Analyse ausgewählter Faktoren im Belastungs- und Ressourcenprofil (BRP) bei Früh- und Neugeborenen. Veranstaltung vom 24.05.2003, aus der Reihe "3. Augsburger Nachsorgesymposium", Augsburg

Porz, F.; Podeswik, A.; Erhardt, H.:
Case-Management in der Sozialpädiatrie. In:
Löcherbach, Peter et al. (Hrsg.) (2005):
Case-Management. Fall- und Systemsteuerung in der sozialen Arbeit. 3. aktualisierte Aufl., E. Reinhardt, München und Basel,

Prakke, Heleen; Wurster, Jahin:
Gütekriterien für Qualitative Forschung. In:
Pflege, Huber-Verlag, 1999, H. 12, S. 183–186

Preyde, M.; Ardal, F.:
Effectiveness of a parent buddy program for mothers of very preterm infants in a neonatal intensive care unit. In:
Canadian Medical Journal, 2003, (168), S. 969-973

Ritchie, Susan:
Primary Care of the Premature Infant Discharged From the Neonatal Intensive Care Unit. In:
MCN – The American Journal of Maternal/Child Nursing, 2002, Vol. 27 (2), S.76-85

Robinson, Margery; Pirak, Carolyn; Morrell, Christine:
Multidisziplinary Discharge Assessment of the Medically and Socially High-Risk Infant. In:
The Journal of Perinatal and Neonatal Nursing, 2000, Jg. 13 (4), S. 67–86

Schaeffer, Doris:
Care Management. In:
Pflege, Huber-Verlag, 2000, H. 13, S. 17–26

Schönlau, Kerstin; Kunstmann, Wilfried; Plenter, Cornelia; Sieger, Margot:
Versorgungskontinuität. - die Perspektive von Pflegeüberleitungskräften. In: Pflege, Huber-Verlag, 2005, H. 18, S. 95–104

Siering, Ulrich; Staender, Johannes; Bergner, Elisabeth (2002):
Leitfadenorientierte Interview – eine geeignete Methode zur Ergründung der Handlungsrelevanz von Therapiestandards in der Kardiologie? In:
Schaeffer, Doris & Müller-Mund, Gabriele (Hrsg.):
Qualitative Gesundheits- und Pflegeforschung, Huber-Verlag, Bern, Göttingen, Toronto, Seattle, S. 285-304

Spichiger, Elisabeth; Prakke, Heleen:
Interpretierende Phänomenologie: eine qualitative Forschungsmethode für die Pflege. In:
Pflege, Huber-Verlag, 2003, H. 16, S. 128–134

Wiedemann, Tanja C. (Hrsg.) (2005):
Wirtschaftlichkeit und Effektivität verbesserter ambulant-stationärer Verzahnung durch Case Management. Eine Fall-Kontroll-Studie der Versorgung Früh- und Risikogeborener durch den Bunten Kreis. Frankfurt /Main , Berlin , Bern , Bruxelles , New York , Oxford , Wien, Verlag Lang

Wingenfeld, Klaus (2005):
Die Entlassung aus dem Krankenhaus. Institutionelle Übergänge und gesundheitlich bedingte Transitionen. Huber-Verlag, Bern

Witzel, Andreas:
Das problemzentrierte Interview. (1982) In:
Jüttemann, Gerd (Hrsg.) (1989):
Qualitative Forschung in der Psychologie. Grundfragen, Verfahrensweisen, Anwendungsfelder. 2. Aufl. Heidelberg,
Roland-Asanger-Verlag

Wolcott, H.:
On seeking- and rejecting-validity in qualitative research. In:
Eisner, E.; Peshkin, A. (Eds.): Qualitative inquiry in education. The continuing debate. New York, 1990, S. 121-152

Internetadressen

Ausbildungs- und Prüfungsverordnung
Bundesministerium für Gesundheit (BMG):
Ausbildungs- und Prüfungsverordnung für Berufe in der Krankenpflege (KrPflAPrV). Bundesgesetzblatt, Jahrgang 2003, Teil I, Nr. 55,
http://www.bmg.bund.de/nn_603274/SharedDocs/Gesetzestexte/Gesundheitsberufe/12-Ausbildungs-und-Pruefungsvero-,templateId=raw,property=publicationFile.pdf/12-Ausbildungs-und-Pruefungsvero-.pdf,
(Zugriff: 22.02.2008)

BIG
Gewerkschaft für Beschäftigte im Gesundheitswesen:
BAG-Urteil vom 12. März 1997 (5 AZR 329/96,
http://www.gewerkschaft-big.de/publikationen/rechtsprechung/fruehgeburt.htm,
(Zugriff: 22.02.2008)

DIMDI
Deutsches Institut für Medizinische Dokumentation und Information:
Definition der ICF,
http://www.dimdi.de/static/de/klassi/icf/index.htm,
(Zugriff: 28.02.2008)

Heidelberger Charta
Bischhoff, A.:
Rechte des Kindes vor, während und nach der Geburt, Heidelberger Charta der ISPPM, 03.06.2005,
http://www.isppm.de/charta_de.html,
(Zugriff: 05.12.2007)

Internetplattform für Frühchen Eltern

(o.V.):
Definition Frühgeborenes,
http://www.unsere-fruehchen.de,
(Zugriff: 22.02.2008)

Leitlinie

Arbeitsgemeinschaft der Wissenschaftlichen Medizinischen Fachgesellschaften (AWMF):
Leitlinie für Perinatale Medizin,
http://www.uni-duesseldorf.de/AWMF/ll/087-001.htm,
(Zugriff: 30.01.2008)

Nachsorge-Empfehlungen

Spitzenverbände der Krankenkassen:
Empfehlungen für Leistungserbringer sozialmedizinischer Nachsorgemaßnahmen nach § 132 c SGB V, 2005
http://www.beta-institut.de/download/paediatrie-nachsorge-empfehlungen050502.pdf,
(Zugriff: 28.02.2008)

Nachsorgeforschung

Augsburger Nachsorgeforschung (ANF):
Studien der Augsburger Nachsorgeforschung des Beta-Instituts,
http://www.beta-institut.de/fue_pn_nachsorgeforschung.php,
(Zugriff: 28.02.2008)

Nachsorgemodell

Bunter Kreis:
Problematik und Konzeptentstehung,
http://www.bunter-kreis.de/index.php?id=2,
(Zugriff: 08.12.2007)

Präsentation zum Aufbau von Nachsorgeeinrichtungen
Baur, Waltraud; Porz, Friedrich:
Aufbau von Nachsorgeeinrichtungen nach Modell Bunter Kreis. Symposiumsunterlagen des 5. Augsburger Nachsorgesymposiums, Augsburg, 29.06.2007,
http://www.beta-institut.de/download/symposium-baur-porz-folien.pdf, (Zugriff: 28.02.2008)

PRIMA-Studie
Augsburger Nachsorgeforschung (ANF):
Ergebnisse der Prima-Studie der ANF,
http://www.beta-institut.de/download/prima-ergebnisse-abstract.pdf, (Zugriff: 28.02.2008)

Rahmenvereinbarung
Spitzenverbände der Krankenkasse:
Rahmenvereinbarung für sozialmedizinische Nachsorgemaßnahmen nach § 43 Abs. 2 SGB V, 2005,
http://www.beta-institut.de/download/paediatrie-nachsorge-rahmenvereinb050502.pdf, (Zugriff: 28.02.2008)

Roche-Lexikon Medizin
Urban & Fischer (o.V.):
Definition Frühgeborenes,
http://www.gesundheit.de/roche/index.html?c=http://www.gesundheit.de/roche/ro10000/r12313.000.html, (Zugriff: 22.02.2008)

Zunahme von Nachsorgeeinrichtungen
Bunter Kreis (o.V.):
Nachsorge in Deutschland,
http://www.bunte-kreise.de/index.php?id=76, (Zugriff, 08.12.2007)

Glossar

Gestationsalter	Schwangerschaftswoche
Grüne Damen	sind ehrenamtliche Mitarbeiter der Kinderklinik, die Kinder und deren Eltern zeitweise betreuen
Logische Operatoren	bestimmte Schlagwörter oder Begriffe werden durch AND, OR, NOT miteinander verbunden
Morbidität	beschreibt die in einem bestimmten Zeitraum registrierte Zahl der Krankheitsfälle einer definierten Krankheit, bezogen auf die Bevölkerungszahl
Mortalität	beziffert die Prozentzahl der Todesfälle in einem bestimmten Zeitraum, bezogen auf die Gesamtbevölkerung oder auf Bevölkerungsteile
Salutogenese	ist eine Wortschöpfung von A. Antonovsky aus den 70er Jahren (lat. von salus = Unverletzheit, Heil, Glück und griech. génesis = Entstehung), bezeichnet die Entstehung von Gesundheit und seine beeinflussenden Faktoren, um den Gegensatz der bisher dominierenden „Pathogenese" hervorzuheben
Transkript	Verschriftlichung von Tonbandaufnahmen
Trunkierung	Wortverkürzungen durch festgelegte Symbole, wie * oder $, um auch Wortverbindungen in die Suche zu integrieren
Validität	Testgütekriterium eines Assessmentinstrumentes oder Fragebogens. Das Instrument ist valide, wenn es das misst, was es zu messen vorgibt.

Anhang

Anhang A: Informationssammlung über nationale/internationale Fachzeitschriften, Organisationen und Institutionen

Anhang B: Ablauf der Literaturrecherche und deren Ergebnisse

Anhang C: Suchstrategien der Literaturrecherche

Anhang D: Schlagwortkatalog der Literaturrecherche

Anhang E: Standardisierter Fragebogen der klinischen Erhebung

Anhang F: Ethische Richtlinien

Anhang G: Interviewleitfaden

Anhang H: Transkriptionsregeln

Anhang I: Kodierleitfaden

Anhang A – Informationssammlung über nationale/ internationale Fachzeitschriften, Organisationen und Institutionen

Auszug – relevanter nationaler / internationaler Fachzeitschriften

Name der Fachzeitschrift, Verlag
American Journal of Maternal/Child Nursing, Lippincott Williams & Wilkins
Archives of Diseases of Childhood, BMJ Publishing Group Ltd.
Child Maltreatment, SAGE Publications
Journal of Child Health Care, SAGE Publication
Journal of Developmental and Behavioral Pediatrics, Lippincott Williams & Wilkins
Journal of Obstetric, Gynaecological and Neonatal Nursing, Elsevier Publishing
Journal of Pediatric Health Care, Elsevier Publishing
Journal of Pediatric Nursing, Elsevier Publishing
Journal of Perinatal and Neonatal Nursing, Lippincott Williams & Wilkins
Journal of Perinatology, Nature Publishing Group
Neonatal Network, Neonatal Network
Seminars in Perinatology, Elsevier Publishing

Auszug - nationaler / internationaler Gesellschaften
(letzter Zugriff: 05.12.2007)

Name der Gesellschaft	Internetadresse
American Academy of Pediatrics	http://www.aap.org/
Behinderte Frühchen	http://www.behinderte-fruehchen.de
Bundesverband "Das frühgeborene Kind"	http://www.fruehgeborene.de
Beta Institut "Institut für angewandtes Gesundheitsmanagement, Entwicklung und Forschung in der Sozialmedizin"	http://www.beta-institut.de/
Bunter Kreis	http://www.bunter-kreis.de/
Committee on Fetus and Newborn	http://www.aap.org/
Förderverien Neonatologie für das Frühgeborene und kranke Neugeborene Kind	http://www.neonatologie-foerderkreis.de
Gesellschaft für Perinatale Medizin	http://www.dgpm-online.org/
Gesellschaft für Neonatologie und Pediatrische Intensivmedizin	http://www.gnpi.de/
Internationale Studiengemeinschaft für Pränatale und Perinatale Psychologie und Medizin	http://www.isppm.de/
Neonatology	http://www.neonatology.org
National Association of Pediatric Nurse Associates & Practitioners	http://www.napnap.org/index_home.cfm
National Association of Neonatal Nurses	http://www.nann.org/

Vereine, Institutionen (letzter Zugriff: 05.12.2007)

Vereine, Institutionen	Internetadresse
Elterninitiative „Frühchen" Dortmund e.V.	http://www.fruehchen-dortmund.de
Verein „Das Frühchen" e.V. Heidelberg	http://www.dasfruehchen.de/
Elternkreis Frühgeborene und kranke Neugeborene Mannheim e.V.	http://www.fruehchen.de
Förderkreis für intensivpflegebedürftige Kinder Ulm e.V.	http://www.fruehchen-ulm.de/
Elterninitiative für Früh- und Risikogeborene Hamburg e.V.	http://www.fruehstart-hamburg.de/
Intensivkinder zu Hause e.V.	http://www.intensivkinder.de/
Erlangener Frühchengruppe e.V.	http://www.dbjfc.de
Startklar!? Elterninitiative Früh- und Risikogeborene Mittelfranken e.V.	http://www.startklar-mfr.de
Niko Förderkreis Ravensburg	http://www.niko-rv.de
Frühchen München	http://www.fruehchen-muenchen.de
Frühchentreff Karlsruhe e.V.	http://www.fruehchenverein.de
Kunterbunte Kinderwelt Baden-Baden / Rastatt	http://hometown.aol.de/elterntreff/index.htm
Frühchen Reutlingen	http://www.fruehchen-reutlingen.de
Tübinger Elternverein Lichtblick	http://www.lichtblick-tuebingen.de
Förderkreis Neonatologie Stuttgart	http://www.neonatologie-foerderkreis.de
Sterntaler Hanau	http://www.fruehgeborene.de/sterntaler/
Frühstart e.V. Mainz	http://www.fruehstart-mainz.de
Elterngruppe Frühgeborene Gießen	http://www.fruehchen-giessen.de
Berliner Frühchen	http://www.berlinerfruehchen.de.vu
Klitzeklein - Lüneburger Frühchen, e.V.	http://www.klitzeklein.org
Frühchentreff im SPZ Potsdam	http://www.fruehchentreff.de
Förderverein FG im Virchow-Klinikum	http://www.charite.de/neonatologie/foerderverein.html
Tapferes Schneiderlein Saalfeld	http://www.fruehchen-saalfeld.de
Verein frühgeborener Kinder frühgewordener Eltern (Schweiz)	http://www.fruehgeborene.ch
Sterntaler e.V.	http://www.sterntaler-ev.de/

Selbsthilfegruppen (letzter Zugriff: 05.12.2007)

Vereine, Institutionen	Internetadresse
Online-Selbsthilfegruppe für Eltern frühgeborener Kinder	http://www.fruehchen-netz.de/
Redaktion Das frühgeborene Kind	http://www.medizin-forum.de/fruehchen/

Informationsnetzwerke, Chatrooms, Eltern-Diskussionsforen

zahlreich unter o.g. Internetadressen

Anhang B - Ablauf der Literaturrecherche und deren Ergebnisse

Allgemeine Recherche	Systematische Recherche	Recherche nationaler/internationaler Leitlinien
- Zeitschrift „Kinderkrankenschwester" - Fachzeitschrift „Pflege", Huber-Verlag - Zeitschriften der SAGE Publication - Homepages themenspezifischer Institutionen und Vereine - „Journal of advanced nursing", Blackwell Publishing - OPAC FH – Frankfurt/Main, Deutsche Nationalbibliothek Frankfurt/Main - Literaturangaben aufgrund Empfehlungen von Experten	**Elektronische Datenbanken** - Evidence Based Medicine Reviews (**EBMR**, Ovid Technologies, Inc.) - Cumulative Index to Nursing & Alied Health Literature (**Cinahl**, Ebsco host Research Database) - **PubMed** (U.S. National Library of Medicine) - **PSYNDEXplus** (Ovid Technologies, Inc.)	• Arbeitsgemeinschaft der wissenschaftlichen Medizinischen Fachgesellschaften • National Institut for Health and Clinical Excellence • Registered Nurses´Association of Ontario • Royal College of Nursing • Scottish Intercollegiate Guidelines Network

Ergebnisse der Recherche => mit Fokus auf Zielgruppe, Prozessdimension, relevanter Zeitpunkt

- wenig fachspezifische Publikationen zu externer und interner Evidenz - zahlreiche, allgemeine Konzepte und Modelle	**wenig relevante Treffer** - ein systematisches, meist unsystematische Reviews - einzelne Konzeptdarstellungen interner Evidenz - zwei qualitative Studien - eine RCT – Studie - Reflexion - Thema Familienorientierung - Darstellung relevanter Assessments - ein Buch und eine Dissertation zur Entwicklung und Effektivität von Nachsorgeprogrammen	**1 Treffer mit geringer Aussagekraft:** - Evidenzklasse 1 - rein medizinische Maßnahmen werden beschrieben - nur stationärer Fokus –weniger relevant **Quelle:** AWMF; Reg. Nr. 087/001 „Empfehlungen für die strukturellen Voraussetzungen der perinatologischen Versorgung in Deutschland"

Abbildung: Darstellung der Literaturrecherche

Anhang C - Suchstrategien der Literaturrecherche

1. Systematische Suchstrategie:

Datenbank	verwendete Begriffe und deren Trunkierung	Limits	Treffer
OVID	preterm$	%	3666
	prematur$		7908
	neonatal$		4970
	1 or 2 or 3		12144
	lived experience		1
	parent$ perception		37
	parent$ experience		16
	daily living		3523
	everyday life		163
	course of life		5
	5 or 6 or 7 or 8 or 9 or 10		3723
	4 and 11		75

Ergebnis OVID: keinen relevanten Artikel gefunden

Datenbank	verwendete Begriffe und deren Trunkierung	Limits	Treffer
PubMed	preterm*	%	27569
	prematur*		110259
	neonatal*		123194
	#1 or #2 or #3		223165
	lived experience		1674
	parent* perception		4496
	parent* experience		9141
	daily living		45008
	everyday life		3684
	course of life		18024
	#5 or #6 or #7 or #8 or #9 or #10		79689
	#4 and #11		2078
		Humans, englisch, german, all infant, child, newborn, infant	1294
		+ Clinical Trial, Editorial, Meta-Analysis, Practice Guideline, RCT, Review	273
		+ Core clinical journal, Nursing journal	92

Ergebnis PubMed: 5 relevante Artikel gefunden

Datenbank	verwendete Begriffe und deren Trunkierung	Limits	Treffer
Cinahl	premature or preterm or neonatal	Linked Full Text, References, Abstract, Peer Reviewed; Research Artikel, Evidence-Based Practice;	188
	daily living or everyday life or perception or lived experience		110
	S1 and S2		1

Ergebnis Cinahl: keinen relevanten Artikel gefunden

2. systematische Suchstrategie:

Datenbank	verwendete Begriffe und deren Trunkierung	Limits	Treffer
OVID	discharge$	%	8254
	family-center$		37
	home management		57
	1 or 2 or 3		8330
	prematur$		7908
	preterm$		3666
	neonatal$		4970
	5 or 6 or 7		12144
	4 and 8		780
		Cochrane neonatal group	581

Ergebnis OVID: keinen relevanten Artikel gefunden

Datenbank	verwendete Begriffe und deren Trunkierung	Limits	Treffer
PubMed	discharge*	%	102285
	family-center*		934
	home management		12670
	#1 or #2 or #3		25667
	premature*		110259
	preterm*		27569
	neonatal*		123194
	#5 or #6 or #7		223165
	#8 and #4		3408
		Humans, englisch, german, all infant, child, newborn, infant	2271
		+ Clinical Trial, Editorial, Meta-Analysis, Practice Guideline, RCT, Review	582
		+ Core clinical journal, Nursing journal	270

Ergebnis PubMed: 21 relevante Artikel gefunden

Datenbank	verwendete Begriffe und deren Trunkierung	Limits	Treffer
Cinahl	discharge or family-centered or home management	Abstract, Peer Reviewed; Research Artikel, Evidence-Based Practice; English, German	113
	premature or preterm or neonatal		188
	S1 and S2		6

Ergebnis Cinahl: keinen relevanten Artikel gefunden

Anhang D – Schlagwortkatalog der Literaturrecherche

Allgemeine Recherche: mittels Trunkierung und Kombination der dargestellten Schlagworte

Case Management, Care Management, Managed Care, Integrative Versorgung, Brücke, Vernetzen, Überleitungspflege, Pflegeüberleitung, Entlassungsmanagement	Frühgeborene, chronisch kranke Kinder Pflege UND Kinder Belastungen UND Eltern Entlassung UND Krankenhaus

Systematische Recherche: mittels Kombination der Trunkierungen deutscher Schlagwörter und ihrer englisch sprachigen Synonyme

Zielgruppe:	Prozess-dimension:	relevanter Zeitpunkt:	Konzepte:	Literaturtyp:
Frühgeburt Frühgeborene	Erfahrungen der Eltern Stress, Wohlbefinden Lebensalltag	nach Kranken-hausentlassung	Familienorientierte Pflege Entlassungs-management	qualitative study phenomenology review
Premature Preterm Neonatal	-lived experience -parent perseption -parental experience -daily living -everyday life -course of life	-(post) discharge -discharge planning	-family-centered-care -follow-up care -transitional care -liaison nursing -home care -home management -discharge management	

Abbildung: Darstellung der verwendeten Schlagworte

Anhang E –
Standardisierter Fragebogen der klinischen Erhebung

Angaben aus Ihrer Sicht zur Entlassungsvorbereitung von Frühgeborenen als <u>Hintergrundinformation</u> bei der Befragung der Eltern über die derzeitige häusliche Situation

(Zutreffenden bitte unterstreichen, Mehrfachnennung möglich)

1. Ist es möglich, erwünscht oder Standard, die Eltern in die Pflege zu integrieren?
   Wie werden die Eltern integriert? (Beziehungsfördernde Pflege)

2. Gibt es Möglichkeiten zum Rooming in? Ja / Nein / z.T.
   Wird das Angebot genutzt? Ja / Nein / z.T.

3. Wie wird der Entlassungszeitpunkt festgelegt? (errechneter Geburtstermin, Gewichtsverlauf, physiologische Stabilität, häusliche Gegebenheiten)
   Wie können die Eltern den Entlassungszeitpunkt beeinflussen?

4. Wie wird aus Ihrer Sicht die Entlassung vorbereitet?
   – von Seiten der Ärzte: …
   – von Seiten der Pflege: …
   – von Seiten des Sozialdienstes: …

5. Was geschieht aus Ihrer Sicht am Tag der Entlassung?

6. Wie sieht für die Eltern die Nachbetreuung aus?

7. Wie wirken die Eltern kurz vor der Entlassung auf Sie?

8. Welche Instrumente kennen oder nutzen Sie zur Einschätzung der physischen und psychischen Belastung der Eltern Frühgeborener?

Vielen Dank für Ihre Unterstützung.

Anhang F – Ethische Richtlinien

Einverständniserklärung und Datenschutz

Titel der klinischen Prüfung

Wie erleben Eltern Frühgeborener ihren Lebensalltag nach der Krankenhausentlassung hinsichtlich des Pflege-, Versorgungs- und Entwicklungsbedarfs ihres Kindes?

- Welche Aspekte der Krankenhausentlassung erleben Eltern von Frühgeborenen rückblickend als unterstützend und fördernd in der Vorbereitung auf die häusliche Pflege im Alltag?

- Welche Aspekte des Alltags mit dem Frühgeborenen erleben die Eltern nach der Krankenhausentlassung als belastend?

Name des Studienteilnehmers in Druckbuchstaben:……………………

Ich erkläre mich bereit, an der qualitativen Analyse teilzunehmen.

- Ich wurde vom Studienleiter ausführlich und verständlich über die *wissenschaftliche Erhebung* und mögliche Belastungen, sowie über Wesen, Bedeutung und Tragweite der pflegewissenschaftlichen Untersuchung, sowie die sich für mich daraus ergebenden Anforderungen aufgeklärt. Ich habe darüber hinaus den Text der *Elterninformation* und dieser Einwilligungserklärung gelesen und verstanden. Aufgetretene Fragen wurden mir von Frau Frenzel verständlich und ausreichend beantwortet.
- Ich hatte ausreichend Zeit, Fragen zu stellen und mich zu entscheiden.
- Ich werde den Anforderungen, die für die Durchführung dieser pflegewissenschaftlichen Forschungsmethode erforderlich sind, Folge leisten, behalte mir jedoch das Recht vor, meine freiwillige Mitwirkung jederzeit zu beenden, ohne dass mir daraus Nachteile entstehen.

Datenschutz
Ich bin mit der schriftlichen und auditiven Aufzeichnung der im Rahmen der Studie an meiner Familie erhobenen Daten und ihrer *pseudonymisierten* Weitergabe zur Überprüfung und mit der Einsichtnahme durch an der *Erhebung* beteiligten Pflegeexperten einverstanden, ebenso mit ihrer *anonymisierten* Verwendung, z. B. für Veröffentlichungen.

Eine Kopie der Elterninformation und der Einverständniserklärung haben wir erhalten. Das Original verbleibt beim Studienleiter.

_____   _____
Datum, Unterschrift des   Datum, Unterschrift des
Erziehungsberechtigten   Erziehungsberechtigten

_____
(Datum und Unterschrift des Studienleiters)

Elterninformation

Titel der pflegewissenschaftlichen Analyse

Wie erleben Eltern Frühgeborener ihren Lebensalltag nach der Krankenhausentlassung hinsichtlich des Pflege-, Versorgungs- und Entwicklungsbedarfs ihres Kindes?

- Welche Aspekte der Krankenhausentlassung erleben Eltern von Frühgeborenen rückblickend als unterstützend und fördernd in der Vorbereitung auf die häusliche Pflege im Alltag?
- Welche Aspekte des Alltags mit dem Frühgeborenen erleben die Eltern nach der Krankenhausentlassung als belastend?

Anrede: "Sehr geehrte (r) Frau / Herr…"

Zweck der pflegewissenschaftlichen Analyse

Ziel dieser wissenschaftlichen Erhebung ist es, den erhöhten Nachsorge- und Betreuungsbedarf von Eltern frühgeborener Kinder kurz nach der Entlassung aus einem Perinatalzentrum aufzuzeigen, um Anregungen und Empfehlungen für eine Verbesserung der Entlassungsvorbereitung und Nachbetreuung geben zu können. Somit könnte zukünftig den Eltern zusätzliche Begleitung und Unterstützung durch professionelles Fachpersonal widerfahren, um dem Frühgeborenen die bestmögliche Weiterentwicklung durch die Stärkung der Familiengesundheit zu ermöglichen.

Freiwilligkeit

Ihre Teilnahme ist freiwillig. Sie können jederzeit, auch ohne Angaben von Gründen, Ihre Teilnahmebereitschaft widerrufen, ohne dass Ihnen dadurch irgendwelche Nachteile für Ihre weitere ärztliche und pflegerische Versorgung entstehen.

Ablauf der Studie

An dieser pflegewissenschaftlichen Untersuchung werden ca. 15 Familien mit einem frühgeborenen Kind teilnehmen, die innerhalb der letzten sechs Monate aus einem Perinatalzentrum nach Hause entlassen wurden.
Nach Unterzeichnung einer schriftlichen Einverständniserklärung zur Teilnahme an dieser Erhebung werden die Vorgeschichte Ihres Kindes und Ihre personellen Daten erhoben.
Ihre Teilnahme an dieser Studie umfasst ein ausführliches Interview von ca. einer Stunde, welches auf Tonband aufgezeichnet wird und einen Nachbesuch, bei dem

Ihnen die Zusammenfassung der Ergebnisse vorgelegt und Ihre Anmerkungen dazu schriftlich festgehalten werden. Die gesamte Studie einschließlich nachträglicher Auswertungen wird max. 6 Monate dauern.

Während dieser pflegewissenschaftlichen Untersuchung wird der Studienleiter telefonisch Kontakt mit Ihnen aufnehmen, um einen Interviewtermin in häuslicher Umgebung mit Ihnen zu vereinbaren. Der Nachbesuch wird ebenfalls zu gegebener Zeit telefonisch abgesprochen. Die Teilnahme an dieser qualitativen Untersuchung und die Besuche im häuslichen Umfeld der Familie können für die Weiterentwicklung der Pflegewissenschaft, insbesondere im pädiatrischen Bereich, von entscheidender Bedeutung sein und damit die Entlassungsvorbereitungen von Frühgeborenen für den Übergang in den häuslichen Alltag verbessern.

Möglicher Nutzen aus Ihrer Teilnahme

Mit Ihrer Teilnahme können Ihnen Ressourcen in der Familie und Umwelt, aber auch extreme Belastungsfaktoren bei der Pflege und Versorgung Ihres Frühgeborenen bewusst werden. Damit können ungenutzte Ressourcen zur Entlastung und Unterstützung gezielt eingesetzt werden, um Belastungshöhepunkte zu minimieren. Dabei soll die Perspektive auf die ganzheitliche Familiengesundheit gelenkt werden, um diese auch zukünftig stärken zu können und belastende Erfahrungen und Erlebnisse bald bewältigen zu können.

Die Ergebnisse dieser Studie können aber dazu beitragen, dass sich zukünftig die Nachbetreuung und weitere Begleitung für Familien mit frühgeborenen Kindern zielstrebig verbessert.

Vorzeitige Beendigung der wissenschaftlichen Erhebung

Sie waren eingangs darauf hingewiesen worden, dass Ihre Teilnahme freiwillig ist und dass Sie jederzeit auch ohne Angabe von Gründen Ihre Bereitschaft widerrufen können ohne dass Ihnen dadurch irgendwelche Nachteile für Ihre ärztliche und pflegerische Weiterversorgung entstehen.

Unter gewissen Umständen ist es auch möglich, dass ich als Studienteilnehmer entscheide, Ihre Teilnahme an der Studie vorzeitig zu beenden, ohne vorher Ihr Einverständnis einzuholen. Die Gründe hierfür werden Ihnen bekannt gegeben.

Ansprechpartner

Cornelia Frenzel
Kinderkrankenschwester
conny.gloeckner@gmx.de

Anhang G - Interviewleitfaden

	Datum:
	Länge:
Name (pseudonymisiert):	Interv.nr.:

Kurzfragebogen:

> Geb.datum: , Entlassungsdatum: , Geburtsgewicht:

> SSW zur Entbindung und Ursache

> Probleme des Kindes nach der Geburt, derzeitige Schwierigkeiten

> Berufsausübung/ Bildungsstand der Mutter, Vater, Großeltern

> Alter der Eltern, Großeltern

> Familienverhältnisse, Wohnsituation

> Erinnerungen an den Krankenhausaufenthalt

In wie fern wurden Sie schon während des Krankenhausaufenthaltes auf den Alltag mit Ihrem Kind vorbereitet?

- Gesprächsinhalte (Entwicklungsverlauf, mgl. Erkrankungen, voraussichtliche Probleme/ Auffälligkeiten
- Hinweise auf Nachbetreuungseinrichtungen, Ansprechpartner/Tel.nr.)
- Möglichkeiten für Rückfragen, Zeit zum Zuhören
- Versorgung/Integration (Pflege, Stillen, Känguruhen, Rooming in)
- Anleitungen für die Versorgung zu Hause (Reanim.kurse, Fördermaßnahmen, Durchspielen von Notfallsituationen)
- Einfluss auf Entlassungszeitpunkt

> Erinnerungen an die Entlassung

Wie gestaltete sich für Sie der Übergang vom Krankenhaus nach Hause?

- persönliche Emotionen am Entlassungstag
- Reaktionen von Freunden/Verwandten auf die Entlassung
- Zufriedenheit mit den Entlassungsvorbereitungen

> *Erinnerungen an die erste Zeit zu Hause*

Wie haben Sie die ersten Stunden und Tage zu Hause erlebt?
- Ankommen zu Hause, erste Reaktionen des Partners u. Geschwister, Zurechtkommen mit Pflege und Familienleben

Erzählen Sie mir doch bitte noch etwas ausführlich von Ihrem Alltag mit dem Kleinen.

- Reaktionen des Geschwisterkindes
- finanzielle Einschränkungen
- Erfahrung mit Kostenerstattung für Pflegehilfe
- Unterstützungsmöglichkeiten / Ansprechpartner bei Schwierigkeiten
- Evaluation der Entlassungsvorbereitungen durch den klinischen Sozialdienst
- Aufteilung der familiären Rollen
- Erleben der häuslichen Versorgung
- multidisziplinäre Teamarbeit der beteiligten Berufsgruppen (Selbstbild als Experte in der Versorgung)

Was war für Sie in dieser Zeit besonders hilfreich?

Was stellten für Sie die größten Probleme dar?

> *Einschätzen der aktuellen Situation, Gesundheit, individuelles)*

Wie geht es Ihnen...? Wie schätzen Sie Ihre derzeitige Gesundheit ein?

- Schlafrhythmus
- Einschränkungen der Aktivitäten des Lebensalltags
- Selbstpflege
- Kontakt zur Außenwelt
- Anerkennung, Verständnis, Wertschätzung
- Alltagsbewältigung
- Zukunft des Kindes, der gesamten Familie aus der derzeitigen Situation
- Situationen besonderer Belastung
- Wunsch für eine spezielle Entlastung

Anhang H - Transkriptionsregeln

Vorgehen

- Verschriftlichung von Interviews zeitnah in Schriftsprache
- die dazu verwendete Standardorthographie orientiert sich an den Normen der geschriebenen Sprache – gesprochener Dialekt wird 'bereinigt'
- Übertragung in Schriftsprache soll das anschließende Lesen und Bearbeiten der Interviews erleichtern, so dass Besonderheiten der gesprochenen Sprache als Beobachtungsnotizen und Kommentare hinzugefügt werden sollen (bei hauptsächlich inhaltlichen Analysen möglich, bei der sprachliche Aspekte nur eine untergeordnete Rolle spielen)
- trotzdem gehen bei Transkripten viele Informationen verloren, so dass Aspekte des sprachlichen Ausdrucks mittels Sonderzeichen für Intonierung, Pause, Betonung, Lachen für nicht sprachliche Äußerungen,…kommentiert werden
- „mhm", „ja" und unvollständige Sätze, die wiederholt werden, auslassen, um die Lesbarkeit zu erleichtern
- abwägende Entscheidung über das Ausmaß der Kommentierung, da diese zu Lasten der Lesbarkeit geht, daher wurden im Vorfeld einige wenige Sonderzeichen festgelegt
- wiederholtes Kontrollhören (Anonymisierung, Wortkorrekturen, Nachtragungen von Wörtern und Zeichen, Änderung von Satz- und Sonderzeichen)

Sonderzeichen

…	mittlere Pause
(Pause)	lange Pause
(?)	Frageintonation
<u>unterstreichen</u>	auffällig starke Betonung
wahnsinnig	größere Lautstärke fett drucken
(lacht), (stöhnt)	Gestik, Mimik in Klammern
(geht kurz raus)	Nichtsprachliches Verhalten oder Störungen
(wdhlg.)	mehrfach wiederholte Aussagen
[Ort]	Eingriff des Interviewers zur Anonymisierung von identifizierenden Angaben

Formatierung

- Interviews nummerieren,
- Interviewerin; Teilnehmer kodieren, um Anonymität zu wahren
  (I = Interviewer; A, B, C = Teilnehmer…; A1, A2, A3 = Kinder,…)
- Zeilen durchgängig nummerieren
- 5 cm Rand rechts zur weiteren Bearbeitung

Quellen:
Lamnek, S. (2005): Qualitative Sozialforschung. Lehrbuch. 4. Aufl., Beltz Verlag, Weinheim und Basel
Mayer, H. (2002): Einführung in die Pflegeforschung. 1. Aufl., Facultas-Univ.-Verlag, Wien
Mayring, P.; Gläser-Zikuda, M. (2005): Die Praxis der qualitativen Inhaltsanalyse. Beltz Verlag, Weinheim und Basel

Anhang I – Kodierleitfaden

Themen-komplexe	Kategorien	Definition	Ankerbeispiele
Vorbereitung im Krankenhaus	Wissensvermittlung	alle Informationen, die im Krankenhaus an die Eltern weitergegeben werden, um als Hilfe zur Selbsthilfe die Eltern auf die häusliche Versorgung kognitiv vorzubereiten und beinhaltet Informationen zur Frühchenproblematik, weiterführende Ansprechpartner, Wissen um Notfallsituationen und Fördermaßnahmen	„Ich glaube schon, dass sie dort sehr viel zu tun hatten, aber wenn man sich die Antworten penetrant genug geholt hat, hatte man auch genug Informationen bekommen" (Interview G, Z. 27). „Gar nix, auch keine Prognosen bezüglich ihrer Entwicklung, oder eine Impfberatung wäre eine tolle Sache gewesen. Da bekommt man leider nur eine Broschüre in die Hand gedrückt mit den Worten entscheiden sie sich" (Interview H, Z. 148).
	Beziehungsaufbau der Mutter-Vater-Kind Bindung	alle Maßnahmen, die die Familienbindung fördern, wie z.B. die häufige Anwesenheit der Eltern, Kängurunen oder Rooming in	„...ich habe ihn gewogen alle zwei Tage und konnte natürlich auch die letzten 4 Tage Rooming in in Anspruch nehmen. Da hatte ich die Möglichkeit, ihm auch nachts zu versorgen und mich an seinen Rhythmus anzupassen" (Interview E, Z. 98).
	Verarbeitung der Erlebnisse	alle Aspekte, die das Coping der Erlebnisse beeinflussen, wie z. B. Zeit zum Zuhören	„Und wenn man als Elternteil im Krankenhaus ist, beschäftigt man sich eher mit dem Moment selbst, als mit Problemen, die eventuell danach auftreten könnten, ... die Verarbeitung kommt dann alles erst später, meist erst zu Hause" (Interview H, Z. 65).
	Psychomotorische Vorbereitung	alle Maßnahmen, die das Handling bei Pflege und Versorgung des Kindes sowie dem Stillen fördern	„Die Stillberatung in der Gynäkologie ist absolute Katastrophe - nicht geeignet für Mutter mit Frühgeborenen Kindern die kein Verständnis von diesem ganzen psychologischen „Drumherum" hat, während die Stillberatung in der Kinderklinik auch viel weitergeholfen hat, dass muss man schon sagen. Aber die hauptsächliche Hilfe war die Hebamme für mich zu Hause" (Interview I, Z. 36).
Entlassungstag	Emotionen bei der Entlassung	beschreibt Gefühle der Familienmitglieder bezüglich der bevorstehenden Entlassung	„Ich war total aufgeregt und sie hat schon sehr viel geschrien. Sie hat sicherlich auch gemerkt, dass ich nervös war und das lange Warten hat dann halt seine Spuren hinterlassen. ... Ich war natürlich aber auch ängstlich, dass mit ihr noch etwas passieren könnte. Sie ist montags entlassen worden, und am Freitag zuvor wurde der Monitor abgeschaltet, der die Bradykardien anzeigte" (Interview E, Z. 168).
	Zufriedenheit mit den Entlassungsvorbereitungen	stellt verschiedene Aspekte dar, die Rückschlüsse auf die Zufriedenheit mit den Entlassungsvorbereitungen liefern	„Anfangs wäre das vielleicht sinnvoll gewesen. Da waren wir oft unsicher. Vielleicht so eine Woche nach der Entlassung... wenn da noch mal jemand kommt oder anruft mit Fachwissen und schaut, wie es nun geht. Gerade am Anfang war sie ja noch so unruhig" (Interview A, Z. 422).
	Reaktionen im sozialen Umfeld	verbale oder non verbale Reaktionen, die aus dem sozialen Umfeld der Familie bezüglich der Entlassung des Frühgeborenen kommen	„Also es hat zumindest keiner die Hände überm Kopf zusammengeschlagen, da ich nun alleine da stehe, weil ich allein erziehend bin mit einem Frühchen. Es haben aber viele signalisiert, dass ich Freunde habe, die ich jederzeit anrufen kann, die auch vorbeikommen und mich unterstützen" (Interview E, Z. 175).

Ankommen zu Hause	finanzielle Angelegenheiten	Aspekte, die finanzielle Einschränkungen der Familie und Erfahrungen mit der Kostenerstattung bezüglich der Pflege und Versorgung des Frühgeborenen beschreiben	„...finanzielle Einschränkung. Ja natürlich, da mein Mann als Beruf eine Saisontätigkeit hat, konnte er auch während der Schwangerschaft und Geburtszeit seinen Tätigkeiten nicht nachkommen, da er mich unterstützt hat..." (Interview G, Z. 233). „Wir mussten sehr viele Unterlagen ausfüllen, aber letztendlich hat das Jugendamt das auch übernommen. Ich konnte das auch gar nicht bezahlen... mein Mann ist fristlos gekündigt worden und wir konnten den Kinderwagen noch nicht vollständig bezahlen. Die Sportsitze mussten wir noch im Geschäft zurücklassen und es kam auch noch passieren, ... dass das Arbeitslosengeld meines Mannes drei Monate wegfällt" (Interview F, Z. 166).
	Ressourcen im Alltag	bezieht sich auf Aspekte zur - internem Rollenverteilung der Familienmitglieder; - direkte Ansprechpartner; - auf externe Unterstützung durch Großeltern und Freunde; - weiterführende Informationen über Prospekte und Bücher; - weitere unterstützende Aspekte durch Spielkreise und andere Kurse - weitere belastende Aspekte, die die Familienressourcen zusätzlich beanspruchen	„...wenn ich sehr müde bin, dann kann ich auch mal früher ins Bett gehen und mein Mann macht noch die Nachtschicht und ich schlafe bis drei" (Interview D, Z. 252). „...meine Freunde, die für mich da waren, die Hebamme und dann natürlich das meine Mutter gerne kam und mit [G2] spazieren gegangen ist" (Interview G, Z. 247). „Was ich auch toll finde, ist dass eine Kinderkrankenschwester gemeinsam mit der Familien-bildungsstätte Frankfurt ein Elterncafé macht für Frühgeborene. Da wäre es aber auch sinnvoll, dass es auch Personen gibt, die einen darauf aufmerksam machen und nicht, dass nur ein Aushang am schwarzen Brett hängt (Interview I, Z. 153).
aktuelle Gesundheits-situation	Erleben der Versorgung körperliche Gesundheit	beschreibt das individuelle Empfinden und die daraus resultierenden Reaktionen bei der häuslichen beinhaltet Aussagen zum Schlafbedürfnis, Möglichkeiten zu Bewegung und Nahrungsaufnahme sowie dem allgemeinen Befinden	„Baden und Füttern war das Schlimmste. Bei [C1] hat das ja immer 1 ½ h gedauert und eh man dann ganz fertig war-2 Stunden (Interview C, Z. 185). „Aber ich habe schon das Gefühl, dass ich ganz bestimmt bald meine Grippewelle wieder kriege, so fühle ich mich zurzeit auch ein bisschen, anfällig und manchmal einfach ausgelaugt" (Interview J, Z 314).
	psychische Gesundheit	Aussagen zur Selbstpflege, der persönlichen Anerkennung und Wertschätzung durch andere, Zukunftsperspektiven, Hilfen zur Alltagsbewältigung sowie Kontakte außerhalb der Mutter-Kind Beziehung	„Zeit für sich selbst .... anfangs gar nicht. Ich hatte immer das Kind auf der Brust, ich hatte Angst auszugehen. Später fing das dann an, mir Freiräume zu schaffen, wie mein Mann da war. Andererseits wollte ich dann auch Normalität leben und wenn die Spaziergänge gemacht haben, bin ich dann trotzdem mitgegangen" (Interview I, Z. 148).
	aktuelle Belastungsspitzen	beziehen sich auf noch anhaltende Belastungssituationen und den Wunsch für spezielle Entlastungen diesbezüglich	„Meine größte Sorge ist einfach, wenn bei der Operation etwas schief geht. Ich weiß, wie viel schief gehen kann und habe auch im Bekanntenkreis ein schlechtes Beispiel vor Augen, was ich glaube nicht aushalten könnte" (Interview J, Z. 409)

Abbildung: Darstellung des Kodierleitfadens